製薬企業における

コンプライアンスの実現

――関連法令・自主規範の概要と検討事例――

伊東 卓
青木 清志
花井ゆう子
土肥 勇
木嶋 洋平
乙黒 義彦

改訂版

薬事日報社

改訂にあたって

　医薬品は，疾病を治療または予防し，国民の健康で幸福な生活を実現するものとして国民生活上重要な役割を果たしている。同時に，医薬品は，人の生命身体に直接作用するものであるから，その品質，有効性及び安全性の確保が強く求められる。

　製薬企業には，これらの観点から，医薬品医療機器等法（薬機法（2013（平成25）年法律第84号））をはじめとした多くの法規制が課されている。のみならず，製薬企業は，生命関連事業として高い倫理観が求められており，その社会的期待に応えるため，業界の自主規範が規定されている。

　以上は，初版で述べたとおりだが，我が国において，製薬産業は公的資金の下に成り立つ産業であること，正しい医薬情報を伴わない医薬品は，医薬品として機能し得ないことなどを考えると，関連法令や自主規範に書いていないことなら許されるという産業ではない。臨床試験や広告に関連した企業活動の不適切さが指摘された「ディオバン事案」は，本書改訂作業時点において刑事裁判が係属中であるが，この事案を見ても，利益を優先する企業姿勢に対する社会の目は厳しい。ところが，ディオバン事案以降も，製薬産業の慣習や加熱する競争から，さまざまな形で不適切な行為が繰り返されているのが現状である。

　これらの現状を背景として，厚生労働省は，2016（平成28）年から「医療用医薬品広告活動監視モニター制度」を製薬業界に導入し，さらに，2018（平成30）年9月には意見公募手続（パブリックコメント）を経て，「医療用医薬品の販売情報提供活動に関するガイドライン」（2019（平成31）年4月1日より適用）を公表したほか，薬機法に違反した製薬企業に対する課徴金制度の導入など，行政処分を大幅に見直す方向で検討を始めた。また，2018（平成30）年4月には，国民の臨床研究に対する信頼の確保や保健衛生の向上を目的として，新たに臨床研究法が公布されている。

　そこで，上述のような本書初版発行以降の製薬業界の急激な変化を反映して，関連法令や自主規範を更新し，改訂版（第二版）を発行することとした。改訂にあたっては，より先進的かつ実践的で現場の役に立つことを目指し，後述のとおり，思い切って初版の構成を変更している。なお，第二版の改訂作業には，新たに執筆者として木嶋洋平氏及び乙黒義彦氏の二名に加わっていただくこととなった。両名とも製薬企業における豊富な勤務経験を有し，製薬企業のコンプライアンスに関し，まさしく実務の第一線で活躍されてきた方々である。本書の改訂にあたり，この両名の現場からの知見が加わり，執筆陣が格段にパワーアップして，情報の更新とより実務に即した実践的な改訂をすることができたものと自負している。

　本書が，今後新たに求められるコンプライアンス上の課題に製薬企業が取り組む中で，医薬品産業の原点と本来の責務を見つめ直し，「コンプライアンスを実現」する一助になれば幸いである。

2019年3月
執筆者を代表して
伊東　卓

はじめに

　医薬品は，疾病を治療または予防し，国民の健康で幸福な生活を実現するものとして，国民生活上重要な役割を果たしている。同時に，医薬品は，人の生命身体に直接作用するものであるから，その品質，有効性及び安全性の確保が強く求められる。
　製薬企業には，これらの観点から，医薬品医療機器法（旧薬事法）をはじめとした多くの法規制が課されている。のみならず，製薬企業は，生命関連事業として高い倫理観が求められており，その社会的期待に応えるため，業界の自主規範が規定されている。

　製薬企業は，これらの法規制と自主規範を遵守しなければならない。しかし，現実には，法規制や自主規範を遵守できずに起きてしまう不祥事事案が後を絶たない。そして，その背景には，利益優先の企業体質が垣間見えるものも少なくない。
　製薬企業も営利企業であるから，他社との厳しい競争を勝ち抜き，利益を確保することが求められる。製薬企業のコンプライアンスは，この企業経営の中で実現しなければならず，容易なことではない。しかし，社会から国民の生命と健康を託された製薬企業が不祥事を起こせば，たちまち大きな社会問題となる。それは，企業の社会的・経済的評価を下げることにつながり，結果として会社利益を損なう。その影響は企業の解体・再編にまで及ぶこともあり，企業経営におけるコンプライアンスの実現は，企業存続にも関わる重要事項となっている。コンプライアンスの実現と，会社利益は矛盾する関係ではないのである。

　本書は，改めて企業コンプライアンスの意義と，製薬企業に課されている各種規制を取り上げて，経営陣と従業員にコンプライアンスの重要性を認識していただこうとするものである。また，第4章では，具体的事例に基づいたＱ＆Ａも掲載している。

　本書をデスクサイドに置いて業務の折々に参照していただき，製薬企業のコンプライアンス向上の一助となれば幸いである。

2017年4月
執筆者を代表して
伊東　卓

本書(改訂版)の構成と変更点

　ここ数年の製薬企業を取り巻く急激な環境の変化を反映し，また読者の理解を容易にするため，本書の構成は，次のとおり初版から大きく変更されていることにご留意願いたい。

① 　第1章では，近時の不祥事事案として，製薬企業のコンプライアンスに関わる規制に大きな影響を与えたものとして，特にディオバン事案とブロプレス事案を取り上げた。当該2つの事案を軸として，その後の厚生労働省及び業界団体の規制の動きについて解説している。
② 　第2章では，製薬業界に限らず企業一般におけるコンプライアンスの意義と重要性，PDCAサイクルに基づくコンプライアンス・プログラムの実践などについて解説した。また，コンプライアンスを取り巻く環境や，企業の不祥事につき最新の情報にアップデートしている。
③ 　第3章では，製薬企業におけるコンプライアンスとして，製薬企業に特有の規制や不祥事の歴史などを解説している。特に，薬機法に基づくガバナンス体制の構築や近年強化されている広告規制，医療関係者や医療機関との交流に関する規制に焦点を当てている。
④ 　第4章では，「近年の新たな制度」として，特に製薬企業に大きな影響を与えていると考えられる，販売情報提供活動ガイドラインや広告活動監視モニター事業，臨床研究法について詳説した。
⑤ 　第5章では，検討すべき問題事例をQ＆A方式で解説するが，初版と事例を大幅に入れ替え，医療関係者や医療機関との交流につき，より実務に近い事例を題材とした。

　本書を読み解くことで，「製薬企業のコンプライアンスの実現」のヒントを得ていただければ幸いである。

執筆者一同

目 次

第1章　製薬企業を取り巻く環境の変化 …… 1

1 はじめに …… 1

2 近時の製薬企業の不祥事 …… 1
 (1)　ディオバン事案（2013（平成25）年）　1
 (2)　ブロプレス事案（2014（平成26）年）　4

3 近時の不祥事を受けた厚労省及び業界団体等の動き …… 6
 (1)　高血圧症治療薬の臨床研究事案に関する検討委員会「高血圧症治療薬の臨床研究事案を踏まえた対応及び再発防止策について（報告書）」（2014（平成26）年4月11日）　6
 (2)　製薬協「製薬企業による臨床研究支援の在り方に関する基本的考え方（2014（平成26）年4月22日策定，2018（平成30）年5月28日更新）　6
 (3)　厚労省・文科省「人を対象とする医学系研究に関する倫理指針」（2014（平成26）年12月22日策定，2017（平成29）年2月28日一部改正）　7
 (4)　臨床研究に係る制度の在り方に関する検討会「臨床研究に係る制度の在り方に関する報告書」（2014（平成26）年12月11日）及び「臨床研究法」（2017（平成29）年4月14日法律第16号（2018（平成30）年4月1日施行））　7
 (5)　製薬企業の薬事コンプライアンスに関する研究班「医療用医薬品の広告の在り方の見直しに関する提言」（2014（平成26）年11月21日）　8
 (6)　製薬協「会員各社のプロモーション用印刷物および広告等作成における社内審査体制の強化，および透明性確保について」（2016（平成28）年3月22日）　9
 (7)　厚労省「医療用医薬品の広告活動監視モニター事業」（2016（平成28）年度～）　10
 (8)　厚労省「医療用医薬品の販売情報提供活動に関するガイドライン」（2018（平成30）年9月25日（2019（平成31）年4月1日より適用））　10
 (9)　薬機法改正によるガバナンス強化の動き（2019年通常国会法案提出予定）　10

4 これからのコンプライアンスの実現に向けて …… 12

第2章　企業におけるコンプライアンス …… 13

1 経団連企業行動憲章 …… 13
2 コンプライアンスとは何か？ …… 14
3 コンプライアンス体制の構築と企業の責任 …… 15
 (1)　連邦量刑ガイドライン　15
 (2)　コンプライアンス体制の構築と法的責任　15
 (3)　コンプライアンスと内部統制　16
 (4)　コンプライアンス意識の浸透　17

4 コンプライアンスと企業倫理 …………………………………………………………… 17
5 コンプライアンスと企業の社会的責任（CSR）………………………………………… 18
　（1）　企業の社会的責任（CSR）とは？　18
　（2）　企業の社会的責任と企業価値　18
6 コンプライアンスとリスク管理 ………………………………………………………… 19
7 コンプライアンスへの取組みと企業の持続的可能性 ………………………………… 19
8 過去の企業不祥事事例 …………………………………………………………………… 19
　（1）　過去の企業不祥事事例の概要　19
　（2）　企業不祥事が起きる背景　22
　（3）　企業不祥事と企業のレピュテーション（評判）の低下　23
9 コンプライアンス体制の構築 …………………………………………………………… 24
　（1）　PDCAサイクル　24
　（2）　倫理方針または行動規範の策定　25
　（3）　経営者が率先して企業倫理を守ることの宣言　25
　（4）　企業内におけるコンプライアンス統括部署の設置　26
　（5）　法令違反やコンプライアンス規定違反があった場合の懲罰　26
　（6）　教育訓練の実施　27
　（7）　社内報告相談窓口（ヘルプライン）の構築　27
　（8）　モニタリングの実施　28
　（9）　企業不祥事が起きた場合の危機管理　28
　（10）　経営陣によるコンプライアンス体制の見直し　29

第3章　製薬企業におけるコンプライアンス …………………………………………… 30

1 過去の不祥事事例からコンプライアンスを考える …………………………………… 30
　（1）　大規模薬害事件　30
　（2）　その他の行政処分事例　32
　（3）　厚労省の対応　34
　（4）　製薬協企業行動憲章　35
2 薬機法に基づく基本的な規制 …………………………………………………………… 37
　（1）　薬機法とは？　37
　（2）　医薬品製造販売業者（製薬企業）の責務　38
　（3）　医薬品製造販売業の許可　38
　（4）　医薬品の製造販売の承認　39
　（5）　医薬品の再審査　40
　（6）　医薬品の安全対策　40
　（7）　三役体制　41
　（8）　厚生労働大臣による監督　42
　（9）　罰則　43

3 広告に関する規制 45
- (1) 薬機法に基づく広告規制　45
- (2) 医薬品等適正広告基準　45
- (3) 医療用医薬品製品情報概要等に関する作成要領　46

4 医療関係者／医療機関との交流に関しての規制 47
- (1) 刑法の贈収賄罪　48
- (2) 国家公務員倫理法　48
- (3) 医療用医薬品製造販売業における景品類の提供の制限に関する公正競争規約　49
- (4) 製薬協コード・オブ・プラクティス（製薬協コード）　52
- (5) 企業活動と医療機関等の関係の透明性ガイドライン　58

5 製薬企業におけるコンプライアンスを実現するには？ 61

第4章　近年の新たな制度 62

1 販売情報提供活動ガイドライン 62
- (1) 販売情報提供活動ガイドラインの位置づけ　62
- (2) 販売情報提供活動ガイドライン策定の背景　62
- (3) 販売情報提供活動ガイドラインの構成　63
- (4) 販売情報提供活動ガイドラインの適用範囲及び定義　63
- (5) 販売情報提供活動ガイドラインの主たる内容　64
- (6) 販売情報提供活動ガイドラインに違反した場合　66

2 医療用医薬品の広告活動監視モニター事業 66
- (1) 事業の概要　66
- (2) 医療関係者向け広告活動に関するモニター調査　68
- (3) 医学専門誌・製薬企業ホームページ等に関する調査　68
- (4) 平成29年度広告活動監視モニター事業の結果　69
- (5) 主な疑義報告事例　69
- (6) 報告書において示された課題と提案　70

3 臨床研究法 71
- (1) 臨床研究法成立に至る経緯　71
- (2) 臨床研究法の概要　72
- (3) 臨床研究法の対象範囲　73
- (4) 特定臨床研究を実施する医療機関に課せられる義務等　75
- (5) 特定臨床研究以外の臨床研究を実施する医療機関の義務　75
- (6) 製薬企業に課せられる義務等　76
- (7) 報告徴収及び立入検査　79
- (8) 罰則　79

第5章　検討すべき問題事例（Q＆A） …… 80

- Q1　MRの情報提供（自作資料の作成，他社の誹謗中傷，誇大広告）…… 81
- Q2　MRの情報提供（未承認情報の提供①）…… 83
- Q3　MRの情報提供（未承認情報の提供②）…… 84
- Q4　医薬情報活動に伴う飲食 …… 85
- Q5　製品説明会（弁当）…… 86
- Q6　講演会（自社医薬品に関する講演会の形式）…… 87
- Q7　講演会（共催の講演会の要件）…… 89
- Q8　講演会（共催時の講師等への報酬の支払い，事前打ち合わせ時の飲食）…… 91
- Q9　講演会（会場使用料の肩代わり）…… 94
- Q10　講演会（懇親行事）…… 95
- Q11　講演会（慰労としての飲食の提供）…… 96
- Q12　講演会（Web講演会）…… 97
- Q13　行事参加（参加費及び物品提供）…… 98
- Q14　アドバイザリー会議 …… 100
- Q15　社内研修会 …… 102
- Q16　贈呈品 …… 103
- Q17　寄附（寄附の要件）…… 106
- Q18　寄附（一般人を対象とした講演会への寄附）…… 110
- Q19　広告 …… 111
- Q20　労務提供 …… 112
- Q21　試用医薬品 …… 113
- Q22　アンケート調査及び使用成績調査 …… 116
- Q23　医学・薬学的情報の提供 …… 119

参考資料　医療用医薬品の販売情報提供活動に関するガイドライン …… 122

索　引 …… 131

コラム

- 販売情報提供活動とMSL―EFPIA Japan MSLガイドライン―　11
- 上場会社における不祥事予防のプリンシプル　23
- 製薬協コンプライアンス・プログラム・ガイドライン　37
- 製薬企業のコンプライアンスを考える際の視点　39
- ガバナンス強化のための薬機法改正の議論　44
- ディオバン無罪判決　47
- 公正競争規約・製薬協コードの改定と製薬企業の歴史　52
- IFPMAコードの改定　57

第1章　製薬企業を取り巻く環境の変化

1　はじめに

　2018（平成30）年11月19日，ノバルティス ファーマ株式会社（以下，「ノバルティス ファーマ」）が製造販売する高血圧症治療薬「ディオバン」（一般名：バルサルタン）を用いた臨床研究をめぐり，ノバルティス ファーマの元社員が薬事法（現　「医薬品，医療機器等の品質，有効性及び安全性の確保等に関する法律」（医薬品医療機器法（以下，「薬機法」））第66条で禁止される虚偽・誇大広告を行ったとして，元社員及び法人の刑事責任が問われた刑事裁判の控訴審で，東京高等裁判所は，元社員及び法人を無罪とした一審判決を支持し，検察側の控訴を棄却する判決を言い渡した（ただし，検察側は最高裁判所に上告中）。学術論文を学術雑誌に投稿し掲載してもらう行為は，現行法が規制する虚偽・誇大「広告」にあたらず，現行法では処罰できないという結論であった。一方で，その行為の不適切さは社会から厳しい指摘を受け，立法措置等による新たな対応が求められた。

　当局及び業界団体もこの事態を重く受け止め，ディオバン事案をはじめとする一連の製薬企業による不祥事への対応に乗り出した。厚生労働省（以下，「厚労省」）は，2019（平成31）年4月1日より製薬企業に適用されることとなる「医療用医薬品の販売情報提供活動に関するガイドライン」（平成30年9月25日薬生発0925第1号医薬・生活衛生局長通知（以下，「販売情報提供活動ガイドライン」））を公表したが，ここには，「医薬品製造販売業者は，本ガイドラインで定められていないこと（禁じられていないこと）であれば自由に行ってもよいとの誤った認識を持つことなく，医薬品製造販売業者に求められる本来の責務とは何かという原点を判断の基軸として，自らを厳しく律したうえで，販売情報提供活動を行うこと」（「第4　その他」の「1　本ガイドラインに明示されていない事項」）と記載されている。

　販売情報提供活動ガイドラインのいう製薬企業の「本来の責務」とはいったい何なのか。法的責任をコンプライアンスのすべてと捉えるべきなのか。そして，我々の究極的な問いは―いったいどうすれば「製薬企業のコンプライアンス」を実現できるのか―。

　本章では，製薬企業のコンプライアンス実現のヒントを得るべく，まずは製薬企業の近時の不祥事事案とこれに対応した当局及び業界団体の動きを追ってみたい。

2　近時の製薬企業の不祥事

(1)　ディオバン事案（2013（平成25）年）

　1)　概要

　　ノバルティス ファーマが製造販売する高血圧症治療薬「ディオバン」を用いた5つの大学による医師主導臨床研究（2001（平成13）～2004（平成16）年に開始）に関し，そ

の主要論文が「報告されたデータの中に重大な問題が存在した」という理由により撤回されるなど，相次いで関係論文が撤回されたことをきっかけに，次の事項が問題とされた。

① 同研究へのノバルティス ファーマの元社員の関与（データの意図的な操作や改ざん・利益相反）。
② 当該論文を引用したプロモーション資材の使用による虚偽・誇大広告（薬事法（当時）違反）。

　ノバルティス ファーマは，第三者調査機関による調査の結果，データ改ざんの疑いについては，元社員がデータの解析などに関わっていたが，データの意図的な操作や改ざんを示す事実はなかったとした。また，利益相反については，研究論文に元社員がノバルティス ファーマの所属であることが表記されていなかったことについて，利益相反の観点から不適切であったとし，その論文を引用してプロモーションを行ってきたことについて，社会的及び道義的責任を認めて謝罪したが，刑事責任（薬事法違反）については言及しなかった。

　しかし，研究に参加した大学の調査により，2つの大学では何者かによるデータ操作の事実が明らかとなった。さらにその後，厚労省は，研究結果を記載した資材を用いて広告を行った点について薬事法上の虚偽・誇大広告（薬事法第66条第1項違反）に該当する疑いがあるとして事実関係の確認を行い，その結果，薬事法に違反する行為があった疑いが深まったとして，東京地検に元社員とノバルティス ファーマを刑事告発した。その後，元社員とノバルティス ファーマは薬事法違反被告事件として起訴され，刑事責任が追及されることとなった。

　刑事事件は，第1審（東京地方裁判所）及び第2審（東京高等裁判所）とも，元社員の行為の「広告」該当性を否定したが，判決において，決してその行為や対応が問題なしとされたわけではなかった。第1審は，虚偽の内容を含む論文を作成して学術雑誌に投稿し掲載してもらう行為は，薬事法第66条第1項が規定する「広告」には当たらない（顧客を誘引する手段に当たらない）として無罪を言い渡したが，その一方で，元社員による「イベント数の意図的な水増し」や「数値の改ざん」があったことを正面から認定した。そのうえで，裁判所は「（被告人の）行為に当罰性がないと論じているものではない」，「その処罰は，当該行為の性質に見合った別途の法規制を検討することによって図られるべきものと思料する」と言及し，法規制の網をかいくぐるような不適切行為に釘を刺した。控訴審も，広告該当性については原審と同旨の判断を示し，検察側の控訴を棄却する判決を言い渡したが，改めてかかる不適切行為について新たな立法措置の必要性を指摘した。

2) 経過

| 2013（平成25）年3月 | ノバルティス ファーマ，社内調査開始。 |
| 7月29日 | ノバルティス ファーマ，第三者調査機関による報告書「バルサルタンを用いた5つの医師主導臨床研究におけるノバルティス ファーマ株式会社の関与に関する報告書」公表。 |

8月	厚労省，「高血圧症治療薬の臨床研究事案に関する検討委員会」設置。
10月8日	同検討委員会，「高血圧症治療薬の臨床研究事案を踏まえた対応及び再発防止策について（中間とりまとめ）」公表。
2014（平成26）年 1月9日	厚労省，元社員及びノバルティス ファーマを刑事告発（薬事法違反の疑い）。
4月11日	同検討委員会，「高血圧症治療薬の臨床研究事案を踏まえた対応及び再発防止策について（報告書）」を公表。
4月22日	日本製薬工業協会（以下，「製薬協」），「製薬企業による臨床研究支援の在り方に関する基本的考え方」を取りまとめ。
6月11日	元社員逮捕
7月1日	元社員，起訴・再逮捕。ノバルティス ファーマ，両罰規定により起訴。
7月22日	元社員及びノバルティス ファーマ，追起訴。
2015（平成27）年12月16日	初公判
2017（平成29）年 3月16日	第1審判決（無罪）
2018（平成30）年11月19日	控訴審判決（控訴棄却）
2018（平成30）年11月30日	上告

3） 原因・背景事情等

ノバルティス ファーマの第三者機関による調査報告書は，利益相反問題の原因について，次の点を挙げている。

① 研究が開始された2001（平成13）～2004（平成16）年当時，医師主導臨床研究における利益相反を明確に規定したガイドラインが存在せず，利益相反問題及び医師主導臨床研究に対する理解不足があったこと。

② 研究論文を引用したプロモーション資材について，資金的支援や社員の研究関与による潜在的利益相反を正しく開示しているかをチェックする審査プロセスが不備であったこと。

一方，厚生労働大臣の下に設置された「高血圧症治療薬の臨床研究事案に関する検討委員会」は，当研究の企画立案について，ノバルティス ファーマ側には自社製品の販売戦略という動機付けが認められるとしたうえで，研究への元社員の関与について，同社による奨学寄附金（医師主導臨床研究に参加した東京慈恵会医科大学の講座に総額約1億9千万円，京都府立医科大学の講座に総額約3億8千万円ほか）が研究支援に用いられることを意図及び期待してなされたことなどの状況から，実態としては営業を含めた業務の一環として，会社として事案に関与していたと判断すべきものと断じた。

そのうえで，当事案を踏まえた対応及び再発防止策として，治験以外の臨床研究に

ついては薬事法の対象とされていないことから，臨床研究全般を対象とする新たな法律による法的拘束力の確保と，製薬協が公表した「企業活動と医療機関等の関係の透明性ガイドライン」（以下，「透明性ガイドライン」）の早急な実施など，研究支援に係る製薬企業の透明性確保の必要性などについて言及した。

4) 責任

ノバルティス ファーマは，元社員の上司について懲戒処分を決定したほか，経営責任として，代表取締役社長はじめ関係役員の月額報酬の2ヵ月間10％減額を公表した。

また，刑事責任については，前述のとおり無罪判決とはなったが，行為及び対応の不適切さを改めて指摘されることとなった。高裁判決を受けて，ノバルティス ファーマは，「この問題の本質は（中略）医師主導臨床研究において弊社が適切な対応をとらなかったことにあると考えており，社会的・道義的な責任を感じております」とのプレスリリースを行った。

5) 関連法令等
- 虚偽・誇大広告の禁止（薬機法第66条第1項）
- 罰則（薬機法第85条第4号）2年以下の懲役若しくは2百万円以下の罰金または併科
- 両罰規定（薬機法第90条第2号）

(2) ブロプレス事案（2014（平成26）年）

1) 概要

武田薬品工業株式会社（以下，「武田薬品」）が製造販売する高血圧症治療薬「ブロプレス」（一般名：カンデサルタンシレキセチル）に関して，次のような不正行為が疑われた問題。

① 医師主導臨床試験であるCASE-J試験（研究実施期間は2001（平成13）年9月～2005（平成17）年12月，追跡調査期間は2006（平成18）年1月1日～2008（平成20）年12月31日）における試験データの改ざん。

② CASE-J試験への武田薬品の不適切な関与（利益相反）。

③ CASE-J試験を利用した販促資材による虚偽・誇大広告（薬事法（当時）違反）等。

なお，③の虚偽・誇大広告については，自社製品と他社製品で脳卒中等の発現率を比較したグラフを広告に掲載し，統計的な有意差がないのに，自社製品を長期間服用した場合の発現率が他社製品より下回ることを強調するような表現（他社製品のグラフと交差する部分に「矢印」を用い，「ゴールデン・クロス」という最大級の表現）をしていた。

2) 経過

2014（平成26）年2月27日	「ブロプレス」の宣伝広告に関する不正疑惑発覚。
3月3日	武田薬品，第三者機関による調査開始。
3月11日	京都大学医学部附属病院，調査委員会設置。
4月3日	製薬協，武田薬品の不適切なプロモーション活動につき役職活動停止処分。

6月18日	第三者機関,「調査報告書」公表。
9月18日	製薬協,武田薬品の不適切な臨床研究事案につき役職活動停止処分。
2015(平成27)年6月12日	厚労省,武田薬品に対し薬機法に基づく業務改善命令(誇大広告)。
7月2日	製薬協,武田薬品につき役職解任処分。
7月10日	武田薬品,業務改善命令に対する改善計画提出。

3) 原因・背景事情等

第三者機関の調査結果は次のとおりである。

① 試験データの改ざん

武田薬品による試験データの改ざんについては,認められなかったとした。

② 利益相反

武田薬品がブロプレスの付加価値最大化と売上最大化を図るという目的のために,医師主導臨床試験の企画段階から学会発表まで一貫して関与していたことが認められるとした。

このような「問題のある関与」を行った背景ないし動機としては,そもそもCASE-J試験はブロプレスの販売促進の目的のために武田薬品が企画したものであること,医師主導臨床試験であるにもかかわらず試験実施体制においては武田薬品の支援なくして試験を遂行することが事実上不可能であったこと,武田薬品はCASE-J試験について前記目的をもって総額37億5,000万円もの多額の資金提供及び無償の役務提供を行っていたことを挙げている。加えて,試験が開始された2000(平成12)年当時は,医師主導臨床試験について法律や自主規制が未整備であったことを指摘している。

③ 虚偽・誇大広告

武田薬品が不適切な販促資材を製作・使用した背景ないし動機として,試験の主要解析結果は他社製品と「引き分け」であったが,多額の資金を投入している武田薬品としては試験結果をブロプレスの販売促進に利用できないようでは全く意味がないため,統計学上は有意差がないにもかかわらず,わずかな差を強調する方向性へ向かうことになったとし,不適切な販促資材の製作・使用を防ぐための監督,審査体制も不十分なものであったと指摘した。

4) 責任

厚労省は,武田薬品の「ブロプレス」に係る広告が薬機法で禁止している「誇大広告」に該当する(薬機法第66条第1項違反)として,薬機法第72条の4第1項に基づく業務改善命令の行政処分を行った。なお,誇大広告により薬機法第66条違反で行政処分を行うのは初めての事例となる。

これを受け,武田薬品は,広告等の審査体制の整備等を内容とする改善計画を厚労省に提出した。

3 近時の不祥事を受けた厚労省及び業界団体等の動き

(1) 高血圧症治療薬の臨床研究事案に関する検討委員会「高血圧症治療薬の臨床研究事案を踏まえた対応及び再発防止策について(報告書)」(2014(平成26)年4月11日)

　　ディオバン事案を受けて発足した「高血圧症治療薬の臨床研究事案に関する検討委員会」は，その報告書(以下，「ディオバン検討委員会報告書」)において，当事案は「先人が様々な実績を積み重ねて築いた我が国の臨床研究に対する信頼を損なうものである」と厳しく糾弾したうえで，再発防止策として，治験以外の臨床研究については薬事法の対象とされていないことから，臨床研究全般を対象とする新たな法律による法的拘束力の確保の必要性とともに，臨床研究倫理指針[*1]の見直しについても必要な対応を図ることを提言した。また，製薬企業の研究支援に係る透明性確保については，次のような対応を求めた。

① 医療用医薬品の取引に付随する寄附についての考え方を定めた「医療用医薬品製造販売業公正競争規約」に基づく「寄附に関する基準」を遵守すること。

② 製薬協が公表した「企業活動と医療機関等の関係の透明性ガイドライン」を早期に実施すること。また，労務提供に関する行動指針を策定し，透明性を図ること。

③ 臨床研究の実施機関に対して資金を提供する場合，可能な限り委託契約に基づく資金提供を検討し，奨学寄附金においては本来の趣旨に沿うように，講座単位ではなく，可能な限り学部単位または大学単位で行うこと。

④ 奨学寄附金等の資金提供または労務提供等にあたっては，営業部門から独立した組織により，利益相反上の問題がないかについて十分確認のうえ，決定すること。また，その経緯について記録を作成し，保管すること。

(2) 製薬協「製薬企業による臨床研究支援の在り方に関する基本的考え方」(2014(平成26)年4月22日策定，2018(平成30)年5月28日更新)

　　ディオバン検討委員会報告書における提言を受け，製薬協は，その考えを取りまとめ，「製薬企業による臨床研究支援の在り方に関する基本的考え方」(以下，「基本的考え方」)を策定した(2014年(平成26)年4月22日)。なお，この「基本的考え方」は，臨床研究法(2017(平成29)年4月14日法律第16号)の施行(2018(平成30)年4月1日)を受けて更新されている(2018(平成30)年5月28日)。「基本的考え方」の内容は，次のとおりである。

1) 臨床研究への支援の在り方に関する基本的考え方

① 自社医薬品に関する臨床研究に対する資金提供や物品供与等の支援は，契約により実施する。また，契約の中で臨床研究に使用されなかった資金や物品は適切に企業に返還されるべき旨を明確にしておく。臨床研究法で定める特定臨床研究については，同法に則り契約を締結する。なお，臨床研究に関わる際には，データ解析業務等の研究結果の中立性に疑念を抱かせるような労務提供は行わない。

[*1]「臨床研究に関する倫理指針(2003(平成15)年7月30日厚生労働省告示第255号)
　※2014(平成26)年12月22日に発出された「人を対象とする医学系研究に関する倫理指針」の前身。

② 臨床研究における客観性と信頼性を確保するためには，研究者の独立性が極めて重要であることを認識し，利益相反関係に十分留意のうえ，支援を行う。
2) 奨学寄附金の提供の在り方
① 自社医薬品に関する臨床研究に対する資金提供の支援方法として，奨学寄附金は用いない。
② 奨学寄附金提供にあたっては，社内の営業部門から独立した組織において利益相反を十分確認のうえ決定することとし，奨学寄附の経緯等の記録を作成し，適切に保管しておく。
③ 奨学寄附金により自社医薬品に関する臨床研究が行われていることを知った場合は，できる限り早期に契約に切り替える。当該臨床研究が臨床研究法で定める特定臨床研究に該当する場合は，研究者に対し，同法に即した手続きを行うよう要請のうえ，同法を遵守した契約を締結する。

(3) 厚労省・文科省「人を対象とする医学系研究に関する倫理指針」(2014(平成26)年12月22日策定，2017(平成29)年2月28日一部改正)

ディオバン事案及びディオバン検討委員会報告書を踏まえ，厚労省及び文部科学省(文科省)は2014(平成26)年12月，従来の「臨床研究に関する倫理指針」及び「疫学研究に関する倫理指針」を統合した，「人を対象とする医学系研究に関する倫理指針」(以下，「倫理指針」)を策定し，GCP[*2]やGPSP[*3]が適用されない臨床研究においても研究の適正な推進が図られるよう徹底した(なお，倫理指針は，2017(平成29)年2月28日に，「個人情報の保護に関する法律」(個人情報保護法)等の改正に対応して，一部改正されている)。

倫理指針では，研究計画書の作成，倫理審査委員会への付議，インフォームド・コンセントの実施，個人情報等の管理，重篤な有害事象への対応，研究の信頼性確保といった事項を定めており，GCP省令やGPSP省令，臨床研究法と相当程度類似した内容となっている。

(4) 臨床研究に係る制度の在り方に関する検討会「臨床研究に係る制度の在り方に関する報告書」(2014(平成26)年12月11日)及び「臨床研究法」(2017(平成29)年4月14日法律第16号(2018(平成30)年4月1日施行))

ディオバン検討委員会報告書において，我が国の臨床研究の信頼回復のために，臨床研究の質の確保，被験者の保護，製薬企業の資金提供等にあたっての透明性確保などの観点から，臨床研究に対する法制度の必要性について検討を進めるよう提言を受けたことを踏まえ，臨床研究に係る制度の在り方に関する検討会(以下，「臨床研究検討会」)は，諸外国の制度などを参考に検討を行った(以下，「臨床研究検討会報告書」)。その結果，未承認または適応外の医薬品・医療機器等を用いた臨床研究や，医薬品・医療機器の広告に用いられることが想定される臨床研究について法規制の導入が必要であると提言するとともに，倫理審査委員会機能の強化や臨床研究に関する情

[*2] GCP：Good Clinical Practice(医薬品の臨床試験の実施の基準)
[*3] GPSP：Good Post-marketing Study Practice(医薬品の製造販売後の調査及び試験の実施の基準)

報の公開，臨床研究の実施基準，有害事象発生時の対応，行政当局による監視指導及び研究者等へのペナルティー，製薬企業等の透明性確保などについて大枠の考え方を示した。また，医療用医薬品の広告の適正化については，行政機関による医療用医薬品の広告活動監視モニター制度の導入を求めた。

臨床研究検討会報告書の大枠に従い，臨床研究法案が国会に提出，可決され，2018（平成30）年4月より同法が施行された（臨床研究法については，第4章で詳述する）。

(5) 製薬企業の薬事コンプライアンスに関する研究班「医療用医薬品の広告の在り方の見直しに関する提言」(2014（平成26）年11月21日)

日本大学薬学部の白神誠教授を主任研究者とする本提言（以下，「白神研究班提言」）においては，医療用医薬品の広告が，製薬企業と医療従事者の間で完結するため，行政の監視の目が行き届きにくく，医療従事者からの指摘がない限り取締りが困難という問題点が指摘された。また，ディオバン事案等を踏まえ，広告に引用する論文は査読のある雑誌に掲載されたもののみとすること，サブグループ解析[*4]の結果については原則として利用しないこと，利益相反の管理の観点から臨床研究に製薬企業が関与した場合には状況を明記すること等が挙げられた。

なお，白神研究班提言の趣旨を踏まえ，製薬協より「医療用医薬品製品情報概要等に関する作成要領」（略称：作成要領）が2015（平成27）年9月11日に策定されている（2017（平成29）年10月1日改定）。

臨床研究の論文を使用した広告に関する基本的な考え方について

○広告の内容は承認範囲内に限定すること。
○論文の結果の正確な引用は当然のこととして，結果を加工して広告に使用する場合は，誤解を生じさせることのないように配慮すること。
○広告に引用する論文は査読のある雑誌に掲載されたもののみとすること。
○査読のある雑誌に掲載された臨床研究の結果であれば，主要評価項目[*5]・副次評価項目[*6]ともに利用可能とするが，サブグループ解析の結果については原則として利用しないこと（当初より試験計画に記載されたサブグループ解析で，かつ科学的妥当性のある結果を除く）。また，広告には，主要評価項目，副次評価項目，またはサブグループ解析である旨を明記すること。
○引用した論文の名称や発表時期等を明記すること。
○臨床研究に製薬企業が関与（金銭・労務提供）した場合は，その状況を明記すること。
○承認範囲外の情報については，医療従事者からの求めに応じて，当該情報が記載された論文を提供することは可能とする。

[*4] サブグループ解析：解析の対象となる集団全体ではなく，年代別や性別，疾患の重症度別などといった特定の団体群に分けて解析すること。問題点として，解析対象の被験者数が少なくなることによる精度の低下，複数の解析を実施することによる，実際には差がないのに誤って差があるとする誤りの確率の増加等がある。
[*5] 主要評価項目：臨床的及び生物学的に意味のある効果を反映し，薬理学的にも裏付けられた客観的評価が可能な項目。通常，試験の主要な目的に基づいて選択される。
[*6] 副次評価項目：医薬品のその他の効果を評価するための項目。主要評価項目に関連していることもあれば，関連していないこともある。

医療用医薬品の広告の在り方の見直しに関する提言の主な内容	
現状及び問題点	○現状では，個々の企業が薬事法（当時）や業界団体の自主規範に基づいて審査を行っている。また，業界団体でも一部審査を行っている。 ○しかし，医療用医薬品の広告は，製薬企業と医療従事者の間で完結するため，行政の監視の目が行き届きにくく，医療従事者からの指摘がない限り取締りが困難という問題点がある。
製薬企業の審査	○製薬企業は，広告の審査にあたって，社外第三者を参加させる等，透明性を確保した組織を設置すること。 ○広告作成後も，定期的に見直しを行う等，管理体制を強化すること。
業界団体の審査	○業界団体は，製薬企業以外の第三者を参加させる等，透明性を確保した組織を設置し，企業が作成する広告について審査を行うこと。 ○新薬メーカーが加盟する業界団体は，原則として新薬に関するすべての広告について審査を行うこと。 ○審査結果については，適切な方法で公表すること。 ○医療従事者等からの苦情通報窓口を設置すること。
公的機関の広告審査及び行政機関の監視	○広告審査については，憲法第21条（表現の自由）との関係や，膨大な作業が必要となることから，各企業及び業界団体に委ねるべきであること。 ○行政機関は，現在設置されている薬事法（当時）違反に関する通報窓口を活用して，広告違反に関する情報を積極的に収集すること。 ○医療用医薬品の広告については，医療従事者からの情報が重要であることから，医療従事者による広告監視モニター制度を構築すること。

(6) 製薬協「会員各社のプロモーション用印刷物および広告等作成における社内審査体制の強化，および透明性確保について」(2016（平成28）年3月22日)

　　製薬協は，白神研究班提言で企業広告の審査について第三者の参加などが提言されたことを踏まえ，概ね次のような内容の要請を会員企業各社に行った。

① 製品情報概要管理責任者・実務責任者及び社内審査体制の主管組織は，営業部門（マーケティング部門，コマーシャル部門等）外に置くなど，社内審査の独立性を担保すること。

② 製品情報概要管理責任者が審査の責任者であることを明確にし，審査に係るそれぞれの部署（者）の責任・権限等を明確にすること。

③ 審査の実務を担当する組織には適正な審査を行うに必要な人員数を配置し，ヒューマンエラーを未然に防止できうる体制を確保すること。

④ 審査体制及び審査対象物が明確になるように手順書を整備し，審査結果について記録・保管すること。

⑤ 審査の対象となる資材の作成を担当する者に対する研修は定期的に実施し，実施記録を保管すること。

⑥ 原則として社内審査に社外の第三者を参加させ，より高い信頼性と透明性を確保すること。社外の第三者とは「過去2年以内に役員又は従業員であった者」以外とし，外部から求められた際に説明ができ，納得が得られるような人選とするとともに，手順書に選任の基準を具体的に記載すること。また，社外の第三者による審査過程での意見等については，審査結果に記録すること。

(7) 厚労省「医療用医薬品の広告活動監視モニター事業」(2016(平成28)年度～)

　　臨床研究検討会報告書及び白神研究班提言において，医療関係者による広告活動監視モニター制度の創設が提言されたことを踏まえ，2016(平成28)年度から，医療用医薬品の広告活動監視モニター事業(以下，「モニター事業」)が開始された。その目的は，広告違反に該当する行為を早期に発見し，行政指導等の必要な対応を図るとともに，製薬企業や業界団体等による自主的な取組みを促すこと等により，製薬企業による医薬品の広告活動の適正化を図ることである。本事業では，製薬企業のMR(Medical Representative：医薬情報担当者)が未承認の効能・効果や用法・用量を示した事例や，事実誤認のおそれのある表現を用いた事例など，過去2年間で，のべ100件を超える違反の疑いがある事例が指摘されている(モニター事業については，第4章で詳述する)。

(8) 厚労省「医療用医薬品の販売情報提供活動に関するガイドライン」(2018(平成30)年9月25日(2019(平成31)年4月1日より適用))

　　ディオバン事案やプロプレス事案を受けて開始されたモニター事業であったが，これらの事案以後も「証拠が残りにくい行為(口頭説明等)，明確な虚偽誇大とまではいえないものの不適正使用を助長すると考えられる行為，企業側の関与が直ちに判別しにくく広告該当性の判断が難しいもの(研究論文等)を提供する行為等が行われ，医療用医薬品の適正使用に影響を及ぼす」可能性があることを踏まえ，厚労省は，2018(平成30)年9月25日に「医療用医薬品の販売情報提供活動に関するガイドライン」(以下，「販売情報提供活動ガイドライン」)を発出した(2019(平成31)年4月1日より適用開始(ただし，一部規定は2019(平成31)年10月1日より適用開始))。本ガイドラインにおいては，自社から独立性を有する者が含まれる審査・監督委員会の設置やモニタリング等の監督指導，研修教育等が求められており，製薬企業等は多岐にわたって対応する必要がある(販売情報提供活動ガイドラインについては，第4章で詳述する)。

(9) 薬機法改正によるガバナンス強化の動き(2019年通常国会法案提出予定)

　　現在，厚労省はモニター事業や販売情報提供活動ガイドラインの実施を通じて製薬企業への監視・監督を強めているところであるが，厚労省はさらに一歩進め，薬機法自体の改正による製薬企業のガバナンス(管理体制)強化の動きを見せている。また，厚労省の厚生科学審議会医薬品医療機器制度部会は，2018(平成30)年12月，製薬企業，医薬品卸売販売業等が虚偽または誇大広告などで不正な利得を得た際の制裁として，当事者に「課徴金」を課す方針を了承し，2019年の通常国会に提出する薬機法改正案に盛り込む方針としている。

　　かのディオバンも1,000億円以上を売上げるブロックバスターに成長したが，虚偽・誇大広告(薬事法第66条)違反の罰金は当該行為者・法人ともに200万円以下と抑止力に乏しいこともその背景にある。なお，課徴金の導入に加え，訂正広告を命じる措置命令の導入も検討されている。

> **コラム**　販売情報提供活動とMSL ―EFPIA Japan MSLガイドライン―
>
> 　販売情報提供活動ガイドラインにおいて「販売情報提供活動」とは，「能動的・受動的を問わず，医薬品製造販売業者等が，特定の医療用医薬品の名称又は有効性・安全性の認知の向上等による販売促進を期待して，当該医療用医薬品に関する情報を提供することをいい，医療用医薬品の効能・効果に係る疾患を啓発（一般人を対象とするものを含む。）することも含まれる」とし，「本ガイドラインは，医薬情報担当者…（中略），メディカル・サイエンス・リエゾンその他の名称やその所属部門にかかわらず，医薬品製造販売業者等が雇用する全ての者等に対して適用される」としている。MRのみに適用されるガイドラインとしなかったのは，メディカル・サイエンス・リエゾン（MSL：Medical Science Liaison）[7]が販売部門から独立していることが望まれるとはいえ，MSLに必ずしも法令の根拠がなく，その位置付けや役割が各社で異なることを踏まえてのことであると考えられる。
>
> 　MSLに関しては，2017（平成29）年10月，欧州製薬団体連合会（EFPIA Japan）[8]は，製薬企業とステークホルダー（利害関係者）との間でMSL活動に対し，共通の理解を得ることを目指して「MSLに関するガイドライン」（以下，「MSLガイドライン」）を発表している（http://efpia.jp/link/Final_EFPIA_MSL_Guideline_201710_J.pdf）。
>
> 　これまで日本の製薬業界においては，MRに自社製品の販売活動，製造販売後安全管理業務，製造販売後調査等に係る活動を担わせ，これらの活動を中心に，製薬企業と医療関係者，医療機関等に対するプロモーション活動に関する自主規制を行ってきた。他方，医薬品の研究開発のための医療関係者等との情報交換や，既存の医薬品に関する高度な医学，薬学的な知見を集積するための情報の収集，提供，交換については，治験や臨床研究に関する規制を除いては，公的または自主的な規制が存在していなかった。
>
> 　このため，医療現場においては，すべての活動をプロモーション活動に対する規制と同様の基準で判断し，あるいはそれに当てはまらない活動については各々の判断に基づいて活動するなど，公平性や透明性の確保が困難な場合があった。近年，多くの製薬企業において，医薬品の販売活動を中心とした部門から独立した部門で，医学的，薬学的，その他科学的観点から，医療関係者等との情報交換を主な職務とする役割者（MSL）が設置されるようになってきている。
>
> 　これらの背景を受けて，EFPIA Japanは2015（平成27）年10月に「MSLの位置づけと活動指針」を発表していたが，MSLガイドラインは，この指針を発展させたもので，各社が内規を作成する際に参考にできることを企図したものとなっている。
>
> 　MSLガイドラインが日本におけるMSLの位置付けに一定の指針を示した意義は大きく，各社におけるMSLに関する制度設計の参考として大きな影響を与えている。

---

[7] MSL：医学・科学的なエビデンスや高度な専門知識をもとに，医師に対して医薬品の情報提供を支援する職種。MRが営業やマーケティング部門に所属しているのに対し，MSLは安全性情報に関わる部門に所属している点で，その役割が異なっており，医師の研究対応，論文投稿や臨床研究支援等が主な業務とされている。

[8] 日本で事業展開している欧州の研究開発型製薬企業を代表する団体。

4 これからのコンプライアンスの実現に向けて

　このように，近時の製薬企業による不祥事を受けて，法令及び業界団体における自主規制は日増しに厳格化している。こうした現状に対応するため，「製薬企業がコンプライアンスを実現するためになすべきことは何か？」を，次章以降において解説する。本章をまとめるにあたり，少々長文となるが，製薬企業が持つべき心構えについて，製薬協コード・オブ・プラクティス（以下，「製薬協コード」）から該当する部分を引用する。

> 　一般に，企業における競争はややもすれば節度を越えて過熱する傾向があり，医薬品のプロモーションにおいても，過去にそのような行為があったことは否定できない。そのため，…（中略）数々の法的規制や自主規範が定められている。よく知られているように，医薬品は，
> (1)　外見だけではその本質は全くわからない。
> (2)　効果と副作用を併せ持っており，その発現には個体差がある。
> (3)　したがって，正しい医薬情報を伴わない医薬品は，医薬品として機能し得ない。
> (4)　需要者はそれを治療上必要とする患者だけであり，販売促進によって需要を創造することができない。
>
> という本質を有していることから，…（中略）数々の法的規制や自主規範を遵守する必要がある。
> 　一方，製薬企業を取り巻く環境は多様化・複雑化しており，従来の考え方・手法では対応しきれない事象が次々に生じている。加えて，製薬企業と医療関係者の関係においては，社会から，より公正で透明性を高めた対応が求められている。このような状況で，医薬品の本質を無視した行為に走れば，健康被害の発生や不必要な投薬など，患者と社会に対し大変な損害を与えかねない。その結果，医薬品と製薬産業全体の社会的信用を自らの手で大きく傷つけ，企業にも社会にも不幸な結果をもたらすことは明白である。このような行為によって企業の得るものは何もなく，失うものばかりであると言わざるを得ない。つまり，会員会社はこれらの法的規制や自主規範を単に「遵守すべき対象」と受け止めるのではなく，「社会が期待する製薬企業像の反映」として，策定の目的，背景等を踏まえ，より大きな視点で受け止め，自らのものにする心構えが必要である。

第2章 企業におけるコンプライアンス

1 経団連企業行動憲章

　日本経済団体連合会（以下，「経団連」）は，2017年11月の「経団連企業行動憲章」の改定にあたり，「公正かつ自由な市場経済の下，民主導による豊かで活力のある社会を実現するためには，企業が高い倫理観と責任感をもって行動し，社会から信頼と共感を得る必要がある」とし，また，「持続可能な社会の実現が企業の発展の基盤であることを認識し，広く社会に有用で新たな付加価値および雇用の創造，ESG（Environment（環境）・Social（社会）・Governance（ガバナンス））に配慮した経営の推進により，社会的責任への取り組みを進める」旨の宣明をしている。

　企業のコンプライアンスの究極の課題は，企業内に企業倫理やコンプライアンスをいかにして浸透させるかである。そのためには，企業内にコンプライアンス体制を構築し，後述するPDCAサイクル*を循環させ，当該企業が目指すコンプライアンスの内容をその企業の体質や企業風土にまで高めていくことが重要である。また，コンプライアンスを単なるお題目に終わらせないためには，コンプライアンスとは何かという点について，企業倫理，企業の社会的責任，企業の内部統制，リスク管理の観点から多面的にアプローチをし，その本質について企業の経営者をはじめ，従業員が正しく理解する必要がある。特に，経団連企業行動憲章は，トップのコミットメントの重要性について繰り返し強調している。

　企業関係者のコンプライアンスに対する理解が浅いと，コンプライアンスの取組みと企業の利益は両立しないのではないかという疑問を生じかねないが，その理解が深まれば，企業のコンプライアンスへの取組みは，その企業の評価につながる重要な問題であって，コンプライアンスが浸透している企業ほど社会からの信頼を高め，企業としての持続可能性を確かなものにするという確信が持てるはずである。

経団連企業行動憲章
― 持続可能な社会の実現のために ―
　　　　　　　　　　　一般社団法人 日本経済団体連合会
　　　　　　　　　　　　　1991年9月14日　制定
　　　　　　　　　　　　　2017年11月8日　第5回改定

　企業は，公正かつ自由な競争の下，社会に有用な付加価値および雇用の創出と自律的で責任ある行動を通じて，持続可能な社会の実現を牽引する役割を担う。そのため企業は，国の内外において次の10原則に基づき，関係法令，国際ルールおよびその精神を遵守しつつ，高い倫理観をもって社会的責任を果たしていく。

---

* PLAN（計画）・DO（実行）・CHECK（評価）・ACTION（改善）を繰り返すことによって，生産管理や品質管理などの管理業務を継続的に改善していく手法のこと。

(持続可能な経済成長と社会的課題の解決)
1. イノベーションを通じて社会に有用で安全な商品・サービスを開発，提供し，持続可能な経済成長と社会的課題の解決を図る。

(公正な事業慣行)
2. 公正かつ自由な競争ならびに適正な取引，責任ある調達を行う。また，政治，行政との健全な関係を保つ。

(公正な情報開示，ステークホルダーとの建設的対話)
3. 企業情報を積極的，効果的かつ公正に開示し，企業をとりまく幅広いステークホルダーと建設的な対話を行い，企業価値の向上を図る。

(人権の尊重)
4. すべての人々の人権を尊重する経営を行う。

(消費者・顧客との信頼関係)
5. 消費者・顧客に対して，商品・サービスに関する適切な情報提供，誠実なコミュニケーションを行い，満足と信頼を獲得する。

(働き方の改革，職場環境の充実)
6. 従業員の能力を高め，多様性，人格，個性を尊重する働き方を実現する。また，健康と安全に配慮した働きやすい職場環境を整備する。

(環境問題への取り組み)
7. 環境問題への取り組みは人類共通の課題であり，企業の存在と活動に必須の要件として，主体的に行動する。

(社会参画と発展への貢献)
8. 「良き企業市民」として，積極的に社会に参画し，その発展に貢献する。

(危機管理の徹底)
9. 市民生活や企業活動に脅威を与える反社会的勢力の行動やテロ，サイバー攻撃，自然災害等に備え，組織的な危機管理を徹底する。

(経営トップの役割と本憲章の徹底)
10. 経営トップは，本憲章の精神の実現が自らの役割であることを認識して経営にあたり，実効あるガバナンスを構築して社内，グループ企業に周知徹底を図る。あわせてサプライチェーンにも本憲章の精神に基づく行動を促す。また，本憲章の精神に反し社会からの信頼を失うような事態が発生した時には，経営トップが率先して問題解決，原因究明，再発防止等に努め，その責任を果たす。

http://www.keidanren.or.jp/policy/cgcb/charter2017.html

2 コンプライアンスとは何か？

「コンプライアンス」という言葉は，「従う」という意味の英語が語源であるが，「法令」を遵守することをいう。「法令」とは，狭義では国会が定める法律や行政機関が定める命令・規則等を指すが，一般には倫理的な規範も含まれる。「法令遵守」にいう

「法令」を狭義の意味に限定してしまうと、「法令」が倫理的な問題をすべて網羅しているわけではないので、企業が「法令」を遵守していても、それが必ずしも「倫理」にかなうとは限らないことになる。これは「『法令』さえ遵守していれば良い」という発想につながりやすく、かえって倫理に反する結果を招くこともある。

そこで、一般に「コンプライアンス＝法令遵守」というときは、その行動が「法令」のみならず「倫理」にかなっているかどうかという問題意識を持つことが必要であり、遵守すべき対象は狭義の「法令」に限定されず、その法令の背後にある法の精神や企業倫理も含まれることになる。そのことが、経団連企業行動憲章でいう「社会から信頼と共感を得る」ことにつながるはずである。

3 コンプライアンス体制の構築と企業の責任

(1) 連邦量刑ガイドライン

企業のコンプライアンスとは、コンプライアンス体制の構築とほぼ同義であると言われる。企業のコンプライアンスという言葉が広く使われるようになった契機の一つとして、1991（平成3）年に示されたアメリカの連邦量刑ガイドラインの存在がよく取り上げられる。これは、アメリカで企業犯罪が摘発されたときに裁判所が懲罰的罰金を決める際の指針・ガイドラインとなるもので、このガイドラインの制定がアメリカにおける企業のコンプライアンス体制の構築の推進に役立ったとされる。

具体的な内容は次の①〜⑦のとおりであるが、このようなシステムが企業内に構築されているかどうか、その程度はどれくらいかによって、量刑の軽重が左右される仕組みになっている。

① 法令遵守の基準と手続を規定している。
② 階層の上位にあるものが法令遵守を監督している。
③ 自由裁量権を認める際に適切な注意をする。
④ 教育研修などで周知徹底を図る。
⑤ モニタリングや監査を行い、報復の危険のない報告システムを構築する。
⑥ 賞罰にあたって適切に一貫して行う。
⑦ 違法行為は合理的な措置で対応し、再発を防止する。

(2) コンプライアンス体制の構築と法的責任

日本の司法判断においても、例えば、大和銀行ニューヨーク支店巨額損失事件（支店のトレーダーが米国債の不正売買によって約1,080億円の損失を発生させた事件）における大阪地方裁判所の判決（2000（平成12）年9月20日）では、会社における法令遵守体制の確立は、取締役の善管注意義務及び忠実義務の内容をなすとして、株式会社がコンプライアンス体制構築を怠れば取締役の善管注意義務違反にあたると判示している。

同判決は、「取締役は、自ら法令を遵守するだけでは不十分で、従業員が会社の業務を遂行する際に違法な行為に及ぶことを未然に防止し、会社全体として法令遵守体制を実現しなければならず、不正行為を未然に防止し、損失の発生及び拡大を最小限

にとどめるためには、そのリスクの状況を正確に認識・評価し、これを制御するため、さまざまな仕組みを組み合わせて、より効果的なリスク管理体制を構築する必要がある」としている。すなわち、コンプライアンス体制が構築されないまま不正行為が発生した場合には、取締役に対して損害賠償責任が認められることになる。裏を返せば、組織としてコンプライアンスの取組みをしっかりと行い、その事実を明らかにできれば、善管注意義務違反の訴訟を退けることができるということになる。

(3) コンプライアンスと内部統制

コンプライアンス体制の構築という考え方は、会社法や金融商品取引法上の内部統制の要請とも関連している。会社法が求める内部統制の仕組みは取締役の善管注意義務を具体化したものであって、会社法第362条第4項第6号及び第5項では、大会社では取締役会の専決事項として「取締役の職務の執行が法令及び定款に適合することを確保するための体制その他株式会社の業務の適正を確保するために必要なものとして法務省令（会社法施行規則第100条）で定める体制の整備」をすることが求められている。

金融商品取引法は、上場企業の投資家保護の観点から財務報告の適正を確保するための内部統制の仕組みに関する情報開示や企業の透明性の確保が目的とされており、同法では、上場企業の財務内容の適正性のみならず財務内容の報告の基礎となる財務報告のプロセスが重視されている。その結果、上場企業では、金融商品取引法が求める財務報告の適正性を確保するための「内部統制の仕組み」についての報告書（内部統制報告書）の作成及び監査が要求されている。例えば、社内の会計部門において現金の支払いを管理する者と出金の記録を行う者を分ける、あるいは定期的な棚卸し（在庫の管理）などは、内部統制上の初歩的な仕組みといえる。

大企業における財務報告に係る内部統制の仕組みの構築はさらに複雑多岐にわたるが、適正な財務報告を確保するため、すなわち財務諸表の虚偽記載を防ぐための全社的な方針や手続規定を定めるだけにとどまらず、これらを遵守する「仕組みの構築」に関する規定も設けることの重要性が強調されている。

また、マスコミを賑わす企業の不祥事について、その原因は当該企業の内部統制に重大な問題があったからとの指摘がなされることがあるが、ここでは、内部統制という言葉が「企業組織内で業務を適切に進めるための運用規定を定め、組織内部の人間がそれを遵守して業務を行っていくプロセス」という意味で使われている。つまり、企業不祥事の原因が内部統制に関する規定の不備や不遵守にあるということである。ここでの内部統制は、企業の業務プロセス（手続きや組織の仕組み）の適正性を確保するための決まりを作り、それを組織内の人間が遵守しているかどうかを定期的にモニタリングして、業務そのものの適正性を制度的に担保しようとするものであるから、コンプライアンス体制の構築という課題は企業の内部統制の一部とみることも可能である。

このように企業の内部統制の強化が重視されるようになったのは、エンロン事件などのアメリカ大企業の粉飾決算をめぐる不正会計事件、大和銀行ニューヨーク支店巨額損失事件などが契機になっている（これらの事件の内容については後述する）。

(4) コンプライアンス意識の浸透

コンプライアンスの問題が役員・従業員それぞれの個人の意識の問題であることは否定できないが，役員や従業員といえども組織の一員として行動することが企業内では求められるのであるから，コンプライアンスの問題を単に個人の意識の問題としてのみとらえていたのでは，企業内にコンプライアンス意識を浸透させることは難しい。経団連企業行動憲章も，経営トップのコミットメントの重要性を繰り返し強調している。

後述するいくつかの企業不祥事事例では，企業の利益の追求への組織的圧力や効率性重視と，企業の倫理的課題が衝突する場面で，役員・従業員が組織としての利益の追求を優先したことが不祥事の原因の一つと指摘されている。このような場面では，企業の組織内に企業倫理に支えられたコンプライアンス意識の浸透がなければ，企業のコンプライアンスに沿った行動は期待できない。

これらの不祥事事例は，利益追求を行う企業において，組織内にコンプライアンス意識が浸透することの難しさを物語っていることになるが，コンプライアンスの問題を個人の倫理観のみに訴えるのではなく，コンプライアンス意識をその企業の文化や企業風土の一部に高めていくためには，どのような仕組みを構築すべきなのかという問題としてとらえる必要がある。

しかし，企業内にコンプライアンス意識を浸透させることは一朝一夕にできることではない。これを浸透させるためには組織内にコンプライアンス体制をどのように構築するかという組織的な取組みが不可欠であり，さらに，制度化されたコンプライアンス体制を絶えず点検し，改善を図ることが求められる。

そのためには，計画（PLAN）→ 実施と運用（DO）→ 監査（CHECK）→ 経営層による見直し（ACT）という「PDCAサイクル」を循環させながら，企業の組織としての倫理法令遵守能力や自浄能力を高めていくことが必要であるという指摘がなされる。コンプライアンスの取組みには「『もうこれで十分』というゴールがない」とよく言われるが，この「PDCAサイクル」の循環を不断に繰り返さない限り，企業内部へのコンプライアンス意識の浸透は不十分なまま終わることになる。

4 コンプライアンスと企業倫理

企業のコンプライアンスは企業倫理によって支えられている。そのため，コンプライアンスの問題を考えるときは，企業倫理とは何かを問うことになる。

企業の意思決定において道徳的価値は不可欠であって，それがなければ，企業，特に大企業は持続可能な安定したビジネス環境を築くことはできない。企業倫理においては，企業には経済活動の自由はあるが，他人を傷つける利益追求は許容されないというのが基本原則であるといわれる。「売り手よし，買い手よし，世間よし」（通称「三方よし」），あるいは「薄利でよい，誠実に働け」という言葉は，この基本原則を表している。

また，企業倫理とは何かを問うとき，「共同体の倫理」と「市場の倫理」の違いを意識する必要があるといわれる。「共同体の倫理」においては，所属している共同体へ

の忠誠や「和」が重んじられるが、「市場の倫理」においては、「公正さ」や「企業の透明性」が重視されており、企業倫理と言うときは「共同体の倫理」より「市場の倫理」を重んじるべきであるとされている。

5 コンプライアンスと企業の社会的責任（CSR）

(1) 企業の社会的責任（CSR）とは？

企業のコンプライアンスに密接に関連するものとして、「企業倫理」のほかに「企業の社会的責任」という言葉があり、「CSR（Corporate Social Responsibility）」とも呼ばれる。「企業の社会的責任」は、企業に「企業と社会との相互依存性」の認識を求めており、また、企業は社会の利益と両立するような形で企業利益を追求しなければならないことを求めるものである（先述した「三方よし」における「世間よし」の部分である）。

企業は、社会的な存在としてさまざまなステークホルダーと関わりを持っている。その企業ごとに、具体的なステークホルダーの重要性には差異はあるものの、一般論としては、ステークホルダーには消費者、従業員、株主、取引先、地域社会、債権者、規制当局、環境、将来世代などが挙げられている。

企業はその社会的責任として、これらのステークホルダーとの相互依存性を十分認識し、企業活動を行わなければならない。また、自社製品に危険性が発見されたときは、自主的に迅速に回収することや、社会貢献活動として特定の利害関係者集団の福利に貢献するよう慈善事業を助成することなどが求められる。

(2) 企業の社会的責任と企業価値

企業の社会的責任は、企業評価の問題と深く結びついている。企業の評価は、収益を上げ、税金を納めるという経済的な観点から評価するだけでは不十分で、社会的・環境的観点からも評価する必要があるといわれる。すなわち、企業の社会的責任や企業評価に関する指標としては、収益力だけを見るのではなく、環境、人権、労働、地域貢献、法令遵守といった課題にどれだけ取り組んでいるかという点も企業評価の対象となり、かかる観点を強調して「CSR」という言葉が使われることがある。

なお、ISO（International Organization for Standardization：国際標準化機構）という工業製品の国際規格を制定する機関が存在し、日本をはじめ世界の主要国が加盟しているが、その機関が制定したISO26000は、企業の社会的責任に関する国際規格である。そこでは、「組織統治」、「人権」、「労働慣行」、「環境」、「公正な事業慣行」、「消費者に関する課題」、「コミュニティへの参画及び発展」という、7つの主要課題が規定されており、日本の多くの企業がこの規格を第三者機関の審査を経て取得している。

また、近年では、国連の責任投資原則を受けてESG投資が活発化している。ESGとは、環境（Environment）、社会（Society）、企業統治（Governance）の頭文字であり、これらは企業の持続的成長に大きな影響を及ぼすと考えられるようになっている3つの側面である。これまで、企業が短期的な財務評価に固執するあまり、無理な事業展開を強行して不祥事を引き起こす事態は枚挙に暇がなく、その反省として、持続的成長を目指すうえでも、企業経営において非財務のESGにも目を向けるべきであると

いう考え方が普及している。実際，世界ではESG投資の割合は全体の3割近くにまで及んでおり，経営者は，企業評価においてもCSRが深く入り込んでいることを自覚する必要がある。

6 コンプライアンスとリスク管理

　　企業のコンプライアンスは企業のリスク管理とも関係する。この点を考える際に，先述した大和銀行ニューヨーク支店巨額損失事件における大阪地裁の判決文が参考となる。そこでは，「取締役は自ら法令を遵守するだけでは十分でなく，従業員が会社の業務を遂行する際に違法な行為に及ぶことを未然に防止し，会社全体として法令遵守経営を実現しなければならない」，「不正行為を未然に防止し，損失の発生及び拡大を最小限にとどめるためには，そのリスクの状況を正確に認識・評価し，これを制御するため，さまざまな仕組みを組み合わせてより効果的なリスク管理体制を構築する必要がある」と述べられている。

　　コンプライアンス体制の構築にあたっては，企業が抱えるリスクの認識が重要である。企業の事業内容に沿って，業務プロセスの「どこ」に「どのような」リスクがあるのか，自社で抱える法令違反リスク，倫理違反リスクを正確に把握する必要がある。ただし，コンプライアンス体制の構築にあたり，リスク管理の側面が強調されすぎると，倫理性というコンプライアンスの本質的な価値が見失われてしまう危険があり，注意しなければならない。

7 コンプライアンスへの取組みと企業の持続的可能性

　　企業のコンプライアンスの問題は，単純に眺めると企業利益の追求と相反するものであり，むしろ足かせとなるのではないかと危惧されることがある。一見すると，企業の業績向上や経営の効率性と，コンプライアンスとは対立するように思えるのである。

　　しかし，コンプライアンス経営を徹底している企業の方が，そうでない企業より業績が良いという指摘もあり，コンプライアンス体制の構築を，企業の持続的な成長を視野に入れた組織的な戦略として位置づけ，企業競争力へ変えるという発想が大切である。

　　コンプライアンスへの取組みが不十分なために企業不祥事を起こし，その結果，企業評価の著しい低下を招き，それが収益力の低下につながって企業再編を余儀なくされた事例や，事実上倒産につながった事例をみれば，企業のコンプライアンスへの取組みが，企業の持続的可能性に影響を与えることは明らかである。

8 過去の企業不祥事事例

(1) 過去の企業不祥事事例の概要

　　過去の企業不祥事のうち，いくつかの事例についてその概要をまとめた。これらは，企業のコンプライアンスとは何かを具体的に知るのに役立つとともに，その発生

原因を探ることで，自社に同じようなリスクが内在していないかを検討する際にも参考となる。

これらの事例の多くの場合，企業内部の関係者がコンプライアンス違反をした結果，刑事罰を受けたり，企業が行政処分を受けたりしている。また，事例によっては企業の不祥事が発覚した際，組織的な証拠隠しや不正事実の隠蔽，虚偽報告，偽装行為に及んでいるものもあり，このことがさらに社会的非難を強める結果につながっている。

事例	概要
エンロンスキャンダル（2001（平成13）年）	2000（平成12）年には売上高1千億ドルを超え，従業員2万人を抱える大企業に急成長したアメリカの天然ガスパイプライン会社であるエンロンが，2001（平成13）年に内部告発により企業会計不正問題（費用を無形資産に付け替えることによる利益の水増し，創業者への不正融資，経理操作）が明らかになり，経営破綻した。これに伴い，世界屈指の大手監査法人アーサー・アンダーセンは，エンロンの会計不正に荷担し，書類破棄をはじめとする証拠隠しなどを行ったために消滅した。 アーサー・アンダーセンがエンロンの会計不正を見逃してしまった主な原因として，エンロンの会計監査業務に特化せずに高額の収入が得られるコンサルティング業務（エンロンの業績を伸ばすためのもの）にも関与し，自らを利益相反的な地位に置いたことが挙げられ，それが本来業務である会計監査の中立性を損なう結果につながったといわれている。
大和銀行：ニューヨーク支店巨額損失事件（1995（平成7）年）	大和銀行ニューヨーク支店でトレーダー業務に従事していた行員が，アメリカ財務省証券の取引における含み損を取り戻そうと無断で簿外取引を行い，さらに損失を拡大させた。その行員は行内で虚偽の記録の作成と報告によって隠蔽工作を重ねたが，損失の大きさに耐えられず，自ら役員に告白することで不祥事が発覚した。 また，大和銀行は，アメリカ金融当局への損失に関する報告が遅れたことで，刑事訴追まで受け，多額の罰金を科せられた。大和銀行のリスク管理体制が実質的に機能していなかったことが原因として指摘されている。
雪印乳業：乳製品集団食中毒事件（2000（平成12）年）	消費者からの苦情で製品の異常が指摘されたが，製造元の雪印乳業は食中毒の可能性という判断に至らず，一般的な苦情として処理し，同社の製品回収が遅れたため，防止できたはずの食中毒の被害が一層拡大した。 企業ブランドが傷つくことを経営陣が恐れた結果，社告やマスコミ対応が遅れることとなり，経営陣の責任が厳しく問われた。 原因として，食品会社たる工場での衛生管理に関する知識の不足（ずさんな衛生管理）と，経営者の危機管理の甘さが重大な結果をもたらしたと指摘されている。また，代表取締役が報道陣に対して，「私は寝ていないんだ」と発言するなど，その対応のまずさから社会的非難がさらに強まるという結果も招いている。
雪印食品：牛肉偽装事件（2002（平成14）年）	雪印食品は，2000（平成12）年に親会社である雪印乳業の集団食中毒事件による影響から，厳しい経営を強いられていた。そんなときにBSE問題が発生し，農林水産省は国内産牛肉の買い取り制度を実施したが，この問題で経営がさらに厳しくなっていた同社では，何とか経営を好転させようと，外国産牛肉の購入価格と国内産牛肉の買い取り価格の差に目をつけ，「外国産牛肉」を「国内産牛肉」と産地を偽装して農林水産省に買い取らせ，利益を得ていた。 これはいわば補助金の詐取事件であり，社会の認識は，「『雪印』がまた非倫理的な行動をとった」であった。この事件によって，雪印乳業及び雪印食品に対して批判が高まるとともに，雪印乳業はさらに危機的な状況に陥り，雪印食品は清算された。 この事件は，「企業ブランドは，企業グループで形作られている以上，コンプライ

	アンスもグループ全体で組織的に取り組まなければならない」という教訓を残した。
三菱自動車工業：大量のクレーム・リコール隠し(2000(平成12)年)	三菱自動車工業は、自社製品に欠陥が見つかったにもかかわらず、運輸省（現国土交通省）に届出・公表をせず、過去30年間にわたり、欠陥の事実を組織的に隠し続けていたことが内部告発により発覚した。 また、その2年後の2002(平成14)年には、グループ会社である三菱ふそうトラックのハブ破損とクラッチハウジング破損による2件の死亡事故が発生した。 同社のリコール（回収・無償修理）隠し発覚後のグループ全体での取組みが十分でなかったことが、2年後の死亡事故という重大な結果の発生の遠因となり、同社に対する社会からの信頼は失墜、深刻な経営危機に陥った。
三菱自動車工業：燃費データ偽装(2016(平成28)年)	自社製品の燃費を実際より良く見せるため、燃費データを改ざんする不正を行っていたことが明らかとなった。 背景には、日本独自の規格である軽乗用車の激しい燃費競争がある。軽乗用車は節約志向が強い一般家庭や、日常生活を車に頼る地方ドライバーに支持されている。同社の開発部門は、他社より少ない予算で他社並みの性能を求められ、プレッシャーを受けていたとみられる。 この問題は、岡山県にある同社の下請企業の工場の生産ラインの停止につながり、同社及び下請企業の従業員約4,700人のほか、この下請企業と取引のある部品メーカーの従業員約9,400人が影響を受け、従業員の雇用と地域経済に大きな打撃を与えた。 「燃費が悪くても車の構造や安全性に問題はないから」という安易な採算重視の発想が根底にあったと考えられる。過去に起きた一連のリコール隠しの問題を経ても変わらない同社には、「隠蔽体質がある」との指摘がある。
カネボウ：美白化粧品の白斑による製品回収(2013(平成25)年)	カネボウは、大阪府内の大学病院の医師から、来院した患者の白斑症状の原因が、同社が製造販売してきた美白化粧品の可能性があるとの診断結果を伝えられたにもかかわらず、その後も複数の指摘や問い合わせに対して、患者自身の自己免疫疾患と判断し、すぐに具体的な対応をとらなかった。それから約7ヵ月後、岡山県内の大学病院からも同様の指摘を受けたが、さらにその約2ヵ月後になってようやく因果関係を認め、製品の自主回収を行った。 白斑を患者の自己免疫疾患と思い込み、リスク情報に適切に対応しなかったことが事件の背景にあるが、自主回収が遅れたために被害が拡大し、カネボウブランドは大きく傷ついた。
東芝：不正会計(2015(平成27)年)	東芝では2015(平成27)年2月、証券取引等監視委員会の検査で不正会計が発覚。同年7月、第三者委員会の報告書により、過去7年間で1,500億円を超える利益の水増しの事実が明らかになった。当時の社長らが「チャレンジ」と称して利益を上げることを強く指示していたとされる。 証券取引等監視委員会の勧告を受け、金融庁は、東芝に対し、同年12月、過去最高の約73億円の課徴金納付命令を出した。また、東芝は不正会計によって会社に損害を与えたとして、過去の3名の社長を含む旧経営陣に対し、損害賠償請求訴訟を起こしている。
教科書出版社による教員への謝礼問題(2016(平成28)年)	小・中・高校の教科書を発行している出版社が、教員や教育委員会職員らに検定中の教科書を見せて現金を渡したり、歳暮を贈ったりしたことが、教科書の選定に影響を及ぼし、私的独占の禁止及び公正取引の確保に関する法律（独占禁止法（独禁法））上の不公正な取引方法の類型の一つである「不当な顧客誘引」（正常な商慣習に照らして不当な利益を相手に与えること）に該当するのではないかと問題になった。良い教科書を作るためには、教員らの意見を反映させることは不可欠であるが、出版社自身に、公共性の高さが求められる教科書を発行しているとの社

	会的使命の認識が不足していたと考えられる。 　これを受けて業界団体である「教科書協会」では，検定中の教科書について，謝礼を支払って教員らから意見を聴く行為を，これまでの原則禁止から全面的禁止とし，違反して悪質な行為に及んだ会社に対しては，同協会のホームページ上で社名・内容を公表するとともに，重大な違反を繰り返した場合には同協会から除名することとした。 　公正取引委員会は，このような行為に関与した出版社9社に対して警告を発し，公正営業を促した。また，文科省は，「贈賄」などの明確な法令違反がない限りペナルティーを科せない現状に鑑み，今後は教員らに金銭や物品を提供した会社に対して，教科書検定の申請を認めない新制度を導入するとの方針を示した。
三菱マテリアル：グループ会社の品質データの改ざん(2017(平成29)年)	三菱マテリアルのグループ子会社5社で製品の品質データの改ざんが行われ，少なくとも700社以上に不正な製品が納入されていた。2018(平成30)年3月に発表された同社の最終報告書によると，グループ内での不正が1970年代から始まっており，子会社の一つでは前社長が不正製品の出荷に関する資料を隠蔽するよう指示していたとされる。その背景には，納期へのプレッシャーがあったと言われている。 　当事案を受けて，2018(平成30)年9月，グループ子会社3社と，このうちの2社の前社長が，不正競争防止法(虚偽表示)の罪で起訴された。
スルガ銀行：シェアハウスを含む投資用不動産での不適切な融資(2018(平成30)年)	2018(平成30)年4月，女性専用シェアハウス「かぼちゃの馬車」の運営会社が経営破綻し，想定していた賃料を得られず返済に行き詰まる所有者が相次いだことを契機に，スルガ銀行の書類の改ざんや偽造など，さまざまな不正行為が明らかになった。 　スルガ銀行は同年9月に第三者委員会の報告書を自社のホームページで公表した。また，金融庁はスルガ銀行に対し，同年10月，当事案における投資用不動産向けの新規融資を対象に，6ヵ月間の業務停止を含む業務改善命令を出し，翌11月30日にスルガ銀行は金融庁に業務改善計画を提出した。また，スルガ銀行は同年11月12日，前会長ら9人の現・旧経営陣に対し，計35億円の損害賠償を求める訴訟を静岡地方裁判所に提起した。 　不正の背景には，営業現場の実態が勘案されない厳しい営業ノルマや，本部組織において営業推進項目の進捗をモニタリングする仕組みがなかったことなどが挙げられる。

(2) 企業不祥事が起きる背景

　企業不祥事が起きる背景として窺えるのは，企業の利益と企業倫理が衝突する場面における，経営者の組織の利益や組織防衛を優先する姿勢であり，短期的利益の追求を最優先する姿勢である。このような姿勢は，消費者(顧客)，従業員，株主など，企業の存続を支えているステークホルダーへの影響について考える視点が欠如していることから生まれる。

　三菱自動車工業の燃費データの偽装事件では，経営陣が開発の実情や実力を十分に把握せず，現場にほぼ任せきりにしていた点，どのように燃費目標を達成したのかを経営陣が積極的に把握しようとしなかった点など，経営陣の姿勢が問題にされている。また，社内アンケートの際，燃費データを偽装した開発部門で何らかの不正を示唆する回答が複数あったにもかかわらず，問題を是正できなかった企業体質も問題にされている。

この不正の背景として，低燃費競争の激化と，経営陣による開発部門への目標達成に対する強い圧力が指摘されているが，その一方で，組織が縦割りで硬直化し，部門間の意思疎通がなく，高圧的言動に物言えぬ企業風土があったことも指摘されている。こうした企業風土の存在は，同社のリコール隠しのときも指摘されていたが，それを契機として講じたはずの再発防止策でも変えることができなかったということになる。

(3) 企業不祥事と企業のレピュテーション (評判) の低下

　こうした不祥事事例から得られる教訓の一つに，企業不祥事が発覚すれば，その企業のレピュテーション（評判）は確実に下がり，最悪の場合，会社の清算に至る事態もあるということが挙げられる。この点については雪印乳業・雪印食品及び三菱自動車工業の事例が参考となる。裏を返せば，企業のレピュテーションを高めれば，その企業の持続可能性につながるわけである。コンプライアンスの問題は，企業のレピュテーションの問題とも深く関わっていることを忘れてはならない。

コラム　　上場会社における不祥事予防のプリンシプル

　2018（平成30）年3月30日，日本取引所自主規制法人は「上場会社における不祥事予防のプリンシプル」を公表した。同法人は2016（平成28）年2月24日に「上場会社における不祥事対応のプリンシプル」を策定し，実際に不祥事に直面した上場会社の速やかな信頼回復と確かな企業価値の再生に向けた指針を示していた。しかし，不祥事がまれな事象でなくなった現状において，不祥事の発生そのものを予防する取組みが上場会社の間で実効性を持って進められる必要性が高まっている。そこで，不祥事発生の事後対応に重点を置いた「不祥事対応のプリンシプル」に加えて，事前対応としての不祥事予防の取組みに資するための「不祥事予防のプリンシプル」が策定された。

　本プリンシプルにおける各原則は，上場会社それぞれにおいて自社の実態に即して創意工夫を凝らし，より効果的な取組みを進めていくためのプリンシプル・ベースの指針であるとされている。なお，本プリンシプルは直接的には上場会社を名宛人とした指針ではあるが，非上場会社においても十分に参考となるものであり，今後の実務への影響が注目される。

上場会社における不祥事予防のプリンシプル
～企業価値の毀損を防ぐために～

　上場会社は，不祥事（重大な不正・不適切な行為等）を予防する取組みに際し，その実効性を高めるため本プリンシプルを活用することが期待される。この取組みに当たっては，経営陣，とりわけ経営トップによるリーダーシップの発揮が重要である。

［原則1］　実を伴った実態把握
　自社のコンプライアンスの状況を制度・実態の両面にわたり正確に把握する。明文の法令・

ルールの遵守にとどまらず，取引先・顧客・従業員などステークホルダーへの誠実な対応や，広く社会規範を踏まえた業務運営の在り方にも着眼する。その際，社内慣習や業界慣行を無反省に所与のものとせず，また規範に対する社会的意識の変化にも鋭敏な感覚を持つ。

　これらの実態把握の仕組みを持続的かつ自律的に機能させる。

[原則2] 使命感に裏付けられた職責の全う

　経営陣は，コンプライアンスにコミットし，その旨を継続的に発信し，コンプライアンス違反を誘発させないよう事業実態に即した経営目標の設定や業務遂行を行う。

　監査機関及び監督機関は，自身が担う牽制機能の重要性を常に意識し，必要十分な情報収集と客観的な分析・評価に基づき，積極的に行動する。

　これらが着実に実現するよう，適切な組織設計とリソース配分に配意する。

[原則3] 双方向のコミュニケーション

　現場と経営陣の間の双方向のコミュニケーションを充実させ，現場と経営陣がコンプライアンス意識を共有する。このためには，現場の声を束ねて経営陣に伝える等の役割を担う中間管理層の意識と行動が極めて重要である。

　こうしたコミュニケーションの充実がコンプライアンス違反の早期発見に資する。

[原則4] 不正の芽の察知と機敏な対処

　コンプライアンス違反を早期に把握し，迅速に対処することで，それが重大な不祥事に発展することを未然に防止する。

　早期発見と迅速な対処，それに続く業務改善まで，一連のサイクルを企業文化として定着させる。

[原則5] グループ全体を貫く経営管理

　グループ全体に行きわたる実効的な経営管理を行う。管理体制の構築に当たっては，自社グループの構造や特性に即して，各グループ会社の経営上の重要性や抱えるリスクの高低等を踏まえることが重要である。

　特に海外子会社や買収子会社にはその特性に応じた実効性ある経営管理が求められる。

[原則6] サプライチェーンを展望した責任感

　業務委託先や仕入先・販売先などで問題が発生した場合においても，サプライチェーンにおける当事者としての役割を意識し，それに見合った責務を果たすよう努める。

https://www.jpx.co.jp/news/3030/nlsgeu0000031h0x-att/preventive-principles.pdf

9　コンプライアンス体制の構築

(1)　PDCAサイクル

　　企業のコンプライアンスの実践は，役員・従業員の個人的な意識や心がけの問題としてのみとらえる限り，成果を上げることはできない。「企業内にコンプライアンス意識を浸透させるためには，いかなる体制を構築するか？」という，仕組み作りからの観点が重要となる。その仕組みを作る際に参考となるのが，先述したPDCAサイクル（PLAN（計画），DO（実施と運用），CHECK（監査），ACT（是正・見直し）のサイクル）である。

PLAN（計画）には，組織にとって重要な法令や倫理規範を確認し，整理したうえで，企業の倫理方針や行動規範，コンプライアンス規定を策定することがある。

DO（実施と運用）には，組織内でのコンプライアンス担当部署の設置，教育研修の実施，コンプライアンス違反があった場合の懲罰規定の制定などがある。

CHECK（監査）には，コンプライアンス規定の遵守状況の定期的なモニタリングの実施（例えば，社内アンケート等），コンプライアンス規定に関連する社内事象の報告相談窓口（ヘルプライン）の設置，コンプライアンスへの監査を専門とする部署の設置などがある。

ACT（是正・見直し）は，コンプライアンス体制の構築における，PLAN～CHECKへの流れをさらに高いレベルに導く取組みである。ここでは経営陣が先頭に立ち，コンプライアンスへの取組み過程において発見された問題事例の発生原因等を十分に検証し，再発防止策を検討する。なお，場合によっては組織内に検証委員会を設置することや，あるいは第三者による検証委員会の設置が必要となる。

(2) 倫理方針または行動規範の策定

倫理方針とは，企業のコンプライアンス上の基本原則を定めるものであるが，倫理方針の策定にあたっては，誰もが理解できるよう，平易かつ簡潔な表現でコンパクトにまとめることが重要である。また，コンプライアンスへの取組みや成果は，経営陣の姿勢に大きく左右されるので，経営者自らが企業倫理やコンプライアンスに積極的に取り組む旨を，倫理方針中において宣言ないし表明することも重要である。

なお，倫理方針には，法令遵守や企業倫理の実践を掲げることになるが，これについては，例えば，「経営理念（その企業が追及・実現しようとしている理想や価値）を明確にし，社会的責任を認識して健全な業務運営を行うこと」，「業務に関連する法令ルールを遵守すること」，「自由で公正な競争を行うこと」などが挙げられる。

行動規範とは，その企業の企業倫理やコンプライアンスに関し，特に重要と思われる事項について，実際の場面を想定して作成するもので，倫理方針よりもさらに具体的な規範集といった性格を持ち，「自主行動基準」，「コンプライアンスマニュアル」と呼ばれることもある。作業の前提としては，当該企業にとって重要と思われる関係法令を整理するとともに，役職員の行動において放置しておけば法令違反リスクが高まると思われる問題事象を想定し，整理することが必要である。

また，行動規範自体は使いやすい（ルールの目的が明確で理解しやすい）ことが重要である。具体的に使いやすい行動規範の要点としては，自社が法令に違反するリスク及び社会規範から逸脱するリスクを整理し，それが表面化した場合の企業評価の低下や，社会的影響を体系的に整理・検討することである。リスクの検討にあたっては，現場や若手の社員を参加させ，組織内で十分な議論をすることも必要である。

(3) 経営者が率先して企業倫理を守ることの宣言

先述したが，企業の倫理方針においては，経営者が当該企業の社会的使命（ミッション）と役割を明確にし，経営者自らが企業倫理の遵守やコンプライアンスに積極的に取り組む旨を宣言することが重要である。社内にコンプライアンスを浸透させる

ためには，経営者が倫理方針や行動規範に定めたルールを守ることにコミットメントすることが不可欠である。

　仮に倫理方針や行動規範を作成し，後述するコンプライアンス統括部署を社内に設置しても，経営トップのコミットメントがなく，経営陣がこれらを軽視する姿勢を見せれば，当然ながら従業員たちは熱心にコンプライアンスに取り組まなくなり，せっかく構築した体制も機能しなくなる。

(4) 企業内におけるコンプライアンス統括部署の設置

　コンプライアンス推進の中心となる，コンプライアンス統括部署の設置は重要である。コンプライアンス統括部署は，各部門でのコンプライアンスの取組み状況を含め，社内のコンプライアンス活動について定期的に経営陣に報告しなければならない。また，その担当責任者には，経営会議や取締役会などにおいて，利益追求の観点から見ると，短期的にはマイナスになるようなことでも発言できる人物を経営陣から選ぶ必要がある。

　コンプライアンス統括部署がその役割を十分に発揮するためには，企業の主だった部門（営業・経理・広報・製造・法務・人事など）ごとに，コンプライアンスに関する問題を受け付ける責任者（コンプライアンス・オフィサー）を置くことである。そして，その責任者が集まる意見交換の場を設け，問題事項に関する改善策について，意見交換での結果を踏まえ，コンプライアンス統括部署から経営陣に提言する。こうした部門間での横の連携や，経営陣との縦の連携を意識することは大切であり，これらが不足すると，企業内のコンプライアンス違反リスクの発見が遅れ，企業不祥事の発生につながるといえる。

　また，社内でコンプライアンス違反リスクにつながる事実を見つけた場合，たとえそれが軽微であっても，コンプライアンス統括部署に報告するというレポーティングシステムを構築しておけば，コンプライアンスの推進に役立つと考える。

　なお，企業がコンプライアンスを徹底させるためには，国内外のグループ各社に対しても同様に，コンプライアンスの徹底を要請する必要がある。これについては，世間では親会社と子会社は同一視されることが多く，レピュテーションリスクを避けられないからである（雪印乳業・雪印食品の事例は，その典型であるといえる）。

(5) 法令違反やコンプライアンス規定違反があった場合の懲罰

　業務に関し，企業内で関係法令，倫理方針，行動規範，内部規定に反する事実が明らかになったときは，役職員を対象としてその責任の所在を社内調査により明確にし，必要がある場合は，役員の辞任・解任や就業規則に則った従業員の解雇を含む懲罰を適正に行わなければならない。

　コンプライアンス違反の内容，程度，発生の経緯によっては，適正手続の観点から単なる注意レベルの処分で対応することもあると思われるが，そのような場合であっても，コンプライアンス統括部署は，コンプライアンス違反が発生した原因，背景をきちんと調査し，社内のコンプライアンス規定に不備がなかったか，その遵守状況やチェック体制に問題がなかったか等を検証して，社内のコンプライアンス上の問題点

の改善に努める必要がある。

(6) 教育訓練の実施

　コンプライアンス意識，リスク管理の意識を社内に浸透させるため，企業は関連規定の理解を深める研修会を定期的に実施し，社内の倫理方針や行動規範に従うことが，最終的には組織にとってプラスになることを十分理解してもらうことが大切である。

　また，過去の企業不祥事事例を取り上げ，それが社会に与えた影響や，当該企業の社会的評価の低下が企業収益に重大な影響を及ぼすことを十分認識してもらうとともに，不祥事発生の原因や背景を探り，再発防止策としてどのようなことが考えられるのかを意見交換することも必要である。このように教育訓練にあたっては，ケーススタディなどを取り入れ，その教育効果を上げる工夫をすることも重要である。

(7) 社内報告相談窓口(ヘルプライン)の構築

　企業のコンプライアンスの取組みにおいては，コンプライアンス違反の事象やそのおそれがある事象に関する社内の情報収集が重要である。企業の「どこ」に「どのような」リスクがあるのかをきちんと認識することによって，初めて効果的なルールが確立できる。

　しかし，実際には，ある部門でコンプライアンス違反や違反リスクの事象が起きているにもかかわらず，部門ごとにコンプライアンス責任者を置いていない，隠蔽工作が行われる，コンプライアンス責任者のチェック体制が機能しないなどにより，社内のコンプライアンス違反や違反リスクの発見が遅れることが多い。

　これらの問題に対処する方法として，社内においてコンプライアンス違反に関わる事象が発生していることを知っている従業員から，相談や報告を受ける機能を持った社内報告相談窓口(ヘルプライン)を設置することが考えられる。

　ただし，この仕組みを有効に機能させるためには，報告者の秘匿(匿名性の保証)や，社内で不利益な取扱いを絶対に受けないなど，報告者の保護を確実なものとすることが不可欠である。そのため，こうしたヘルプラインの窓口を提携先の法律事務所に設けるという例もある。

　また，「匿名性の保証」や「不利益な取扱いの禁止」という，報告者の保護を重視したヘルプライン運用規定を別途策定する必要がある。例えば，ヘルプラインへの通報を理由とする嫌がらせや，報復行為を行った者は厳重に処罰するといったものがある。

　社内報告相談窓口を設けることは，社外への内部告発(コンプライアンス違反の事実を監督官庁やマスコミなど，外部に対して通報すること)より前に，社内において自らの手で早期にコンプライアンス違反や違反リスクの事象を発見し，再発防止策を講じる機会を確保するとともに，社外への内部告発による企業評価の急激な低下を防ぐこともできる。なお，こうした窓口の存在は，不祥事発生の抑止力となる面もあり，例えば，セクハラ専門の窓口があるだけで，抑止力として機能するとされている。グループ企業を形成しているような場合では，子会社の従業員のためのヘルプラインの設置や，消費者，取引先からの苦情を受け付ける窓口を設けることも効果があり，社内の情報収集窓口及び社外からの情報収集窓口は大切であるといえる。

このように設置された社内報告相談窓口の他，後述するモニタリングの実施によって，コンプライアンス違反や違反リスクといった問題事実を発見した場合は，すみやかに是正措置をとることになる。問題事実が内部的に処理できる軽微なものであれば公表までは必要ないが，重大な違反行為であれば対外的に公表するかどうかも含め，経営陣には迅速かつ適切な判断が求められる。

　これまで明らかになった企業不祥事には，内部告発（内部通報）をきっかけとするものが多い。また，2006（平成18）年4月1日には公益通報者保護法が施行され，国が社会全体の不正発見能力・自浄作用を高める取組みに乗り出し，ここでも「公益のために通報した者」の保護は重要課題とされている。しかし，個人的な恨み・嫉みによる非難，中傷・誹謗を目的とする通報を排除するため，例えば，内部通報により証拠が隠滅され，偽造され，または変造されるおそれがあると信じるに足る相当な理由がある場合，内部通報をしても会社が正当な理由なく調査を行わない場合など，内部通報を受け付ける条件が定められている。

　なお，2016（平成28）年12月9日には，消費者庁の「公益通報者保護法を踏まえた内部通報制度の整備・運用に関する民間事業者向けガイドライン」が改正され，従業員等が安心して相談・通報できる環境の整備やそれに向けた経営者によるコミットメントなどが求められている。

(8) モニタリングの実施

　モニタリングの実施とは，企業内で倫理方針・行動規範などのコンプライアンス規定が遵守されているか，コンプライアンス統括部署や各部門のコンプライアンス責任者の役割がきちんと機能しているかをチェックすることである。

　モニタリングは，社内でのコンプライアンス意識の浸透度，コンプライアンス関連規定の理解度を把握するうえで効果がある。チェックの方法としては，それぞれの部門に対して，チェックリスト化したアンケートを実施することが考えられるが，その前提として，コンプライアンス推進の中心となるコンプライアンス統括部署が，各部門向けにチェックリストを作成することになる。なお，各部門においても，それぞれが抱えている法令違反リスクや社会規範逸脱リスクを熟知している場合が多いので，チェックリストの作成に関わるべきであると考える。

　また，モニタリングの対象は従業員に限定されるものではなく，役員のコンプライアンス意識についてもモニタリングを定期的に実施することが重要である。先述したように「企業にコンプライアンス意識が浸透するかどうかは，経営者の意識に大きく左右される」ということは，過去の不祥事事例から得られた教訓である。

(9) 企業不祥事が起きた場合の危機管理

　コンプライアンス体制を構築していても，不祥事を完全に避けることはできない。そのため，不祥事が発生した場合，経営陣はどのように対応すべきかが問題となる。企業の危機管理の基本として，「謝罪・調査・原因究明・改善策の提言・処分（処罰）」があるといわれている（その頭文字をとって「シャチョウゲンカイデショ」という言葉がある）。

とはいえ，いざ不祥事が起きると，企業は組織防衛の口実のもと，企業ぐるみの証拠隠しなどの不正に走りがちである。しかし，高度情報化社会にあっては最後まで隠し通すことは不可能であり，経営破綻で企業の消滅にもつながりかねないというのが過去の事例から得られる教訓である。また，不祥事に関するマスコミ対応の不手際が，企業イメージの低下に拍車をかけることもある（例：雪印乳業・雪印食品の場合）。

なお，不祥事の深刻度によっては，不祥事の発生原因の調査究明と再発防止策の構築を企図した第三者委員会を設置し，調査結果を報告書にまとめ，関係者に公表するという方法もある。

(10) 経営陣によるコンプライアンス体制の見直し

経営陣が社内のコンプライアンス体制を通じ，コンプライアンス違反や違反リスクの事実を発見した際は，すみやかに社内調査を実施し，真相の究明と問題解決を目指すとともに，社内のコンプライアンス体制の改善及び再発防止のためのリスク管理の方針を新たに策定することになる。

社内でコンプライアンス違反の事実や違反リスクのある問題行動を発見した場合，企業不祥事とまでは言えない，内部で処理できるような問題のレベル，あるいは企業不祥事につながりかねない問題であっても，それらが小さな芽のうちに摘み取るという姿勢で，経営陣はPDCAサイクルを循環させ，社内のコンプライアンス体制の改善，見直しに取り組まなければならない。経営陣がこのような取組みを地道に実行することによって，初めてコンプライアンス重視の企業風土が醸成されることになる。

第3章 製薬企業におけるコンプライアンス

1 過去の不祥事事例からコンプライアンスを考える

　製薬企業の使命は、優れた医薬品を継続的に開発し、また安定的に供給することにより、世界の人々の福祉と医療の向上に貢献し、健康で質の高い生活の実現に寄与することにあり、これに対する人々の期待と信頼は大きい。同時に、医薬品は人の生命に直接関わるものであることから、その安全性の確保は最も重要な課題であり、製薬企業は、生命関連企業として、すべての法令・行動規範を遵守し、高い倫理観をもって行動することが求められている。

　製薬企業の社会的責任とコンプライアンスの重要性を理解するにあたり、まずは製薬企業が引き起こした過去の不祥事の歴史を概観する。

(1) 大規模薬害事件

　製薬企業による不祥事事例のうち、いわゆる「薬害事件」として大規模被害をもたらした事例としては、1960年代に発生した「サリドマイド事件」や、1960年代後半から1970年代にかけて社会問題化した「スモン事件」、1980年代に発生した「薬害エイズ事件」や「薬害肝炎事件」などが挙げられる。

　わが国の薬事法制は、こうした大規模薬害事件が発生するたびに、その教訓から後追いで対応措置がとられてきたともいえる。

① サリドマイド事件

　サリドマイド事件は、サリドマイド剤（鎮静催眠剤等）の副作用としての催奇形性が問題となった事件である。

　サリドマイド事件以前の薬事法制（1960（昭和35）年改正薬事法）においては、医薬品の品質確保が規制の主眼となっており、副作用などの医薬品の安全性については十分な体制が整備されていなかった。これを機に、「医薬品の安全性確保」が薬事行政における最も重要な課題と位置付けられるようになり、その後、国内では、行政指導として、医薬品の承認審査の厳格化、副作用等情報収集体制の整備、再評価制度などの対応措置がとられた。

② スモン事件

　スモン事件は、キノホルム剤（整腸剤）の副作用としての神経障害が問題となった事件である（SMONはその神経症の略称（subacute myelo-optico-neuropathy：亜急性脊髄・視神経・末梢神経障害））。

　1955（昭和30）年から被害が発生しはじめ、1970年に副作用の原因物質が特定されて薬害であることが判明すると、全国9地裁で、これを製造・販売した製薬企業及び承認・許可した国に対する訴訟が提起された。国は、8地裁で全面敗訴したほか、1979（昭和54）年9月には国が責任を認めることなどを内容とした和解確認書が締結された。これを受けて、医薬品の副作用被害の発生を未然に防止する必要性

が改めて強く認識され，同年，医薬品副作用被害救済基金が制定されるとともに，サリドマイド事件後に行政指導として行われていた施策を法制化する薬事法の大改正が行われた。

③　薬害エイズ事件

薬害エイズ事件は，血友病患者の治療薬である非加熱血液製剤によりHIV（ヒト免疫不全ウイルス）に感染し，エイズを発症するなどの被害が問題となった事件である。

薬害エイズ事件においても，国がその責任を問われたほか，非加熱血液製剤の製造販売を行っていた製薬企業も，海外では非加熱血液製剤によりエイズに罹患するリスクが指摘されているなどの情報を入手していたにもかかわらず，出荷停止，自主回収の措置をとらなかったために被害を拡大させた等として，民事・刑事責任を問われた。

なお，事件の背景には，リスクに対する過小評価や血友病患者のための必要性に関する過大評価のほか，当時の薬価基準の切り下げにより経営成績の低迷が営業部門への相当なプレッシャーとなっていたことがあったと指摘されている。その後，民事責任については，1989（平成元）年に原告団と国及び製薬企業との間で国等の加害責任を認めることなどを内容とした和解が成立し，刑事責任については，製造販売元の1つであるミドリ十字（当時）の代表取締役3名が業務上過失致死傷罪で有罪の実刑判決を受けるなどした。

薬害エイズ事件と，同時期（1993（平成5）年）に発生したソリブジン事件を受けて，1996（平成8）年には，治験，承認審査，市販後の各段階における安全確保体制を充実するための薬事法改正が行われた。

④　薬害肝炎事件

薬害肝炎事件は，血液凝固因子製剤の投与によりC型肝炎に感染する被害が問題となった事件である。

1964（昭和39）年に日本で製造販売が開始されたフィブリノゲン製剤や1972（昭和47）年に製造販売が開始された特定血液凝固第Ⅸ因子製剤は，止血剤として使用され，とりわけフィブリノゲン製剤は，出産時の出血の際に止血目的で大量に使用されたため，これらの血液製剤に混入していたC型肝炎ウイルスにより，母親をはじめとした多くの人々がC型肝炎に感染した。被害者らは，このような危険な血液製剤を製造・販売した製薬企業（三菱ウェルファーマ株式会社（当時）・日本製薬株式会社など）の責任を追及し，さらには，血液製剤の製造を承認した国の責任を追及して，2002（平成14）年10月以降，各地で訴訟を提起した。

原告団・弁護団の活動の結果，2008（平成20）年には薬害肝炎被害者を全員一律救済するための法律が制定され，2009（平成21）年には肝炎対策基本法が制定されるなどし，法的な根拠に基づいて対策が実施されることとなった。また，2008（平成20）年，薬害肝炎の全国原告団及び弁護団と厚労省との協議のもと，薬害肝炎事件の検証と再発防止のための医薬品行政のあり方の検討を目的とした「薬害肝炎事件の検証及び再発防止のための医薬品行政のあり方検討委員会」が設置され，2010（平成22）年4月28日に最終提言を行った（https://www.mhlw.go.jp/shingi/2010/04/

dl/s0428-8a.pdf)。

⑤ 一般財団法人化学及血清療法研究所による血液製剤の不正製造事案

　いわゆる薬害事件ではないが，一般財団法人化学及血清療法研究所（以下，「化血研」）が製造する国内献血由来の血漿分画製剤（血液製剤）が，長年にわたり，国に承認された方法と異なる製造方法により製造されていたという事案である。

　血液製剤の不正製造は遅くとも 1974（昭和 49）年頃から行われており，虚偽の製造記録を作成するなどの隠蔽工作が行われるなど，2015（平成 27）年 5 月に内部告発により問題が発覚するまで 40 年以上にわたり組織的な不正行為が行われていたことが判明し，医薬品の品質，安全性に対する社会の信頼を大きく揺るがした。1980年代から 1990 年代前半当時，薬害エイズ問題の影響により血漿分画製剤の加熱製剤への生産増強が社会的要請であったという状況のなか，「化血研が，血漿分画部門の責任者の強いトップダウンの下，血漿分画製剤の早期の製品化や安定供給を最優先するという方針で開発・製造を急いでいた」ことがその背景にあり，遵法意識・規範意識の著しい欠如や上層部への反論を許さない企業風土が不正の原因になったと指摘されている。

　その後，化血研は，ワクチン，血漿分画製剤などの主要事業を新会社に譲渡することとなり，化血研としては，研究助成等の公益事業のみを行う形で存続することとなった。

(2) その他の行政処分事例

　しかし，医薬品の安全性に対する信頼を揺るがす大規模薬害事件の教訓を得てもなお，製薬企業による不祥事は後を絶たない。2010（平成 22）年以降に発生または発覚した製薬企業の不祥事のうち，厚労省から行政処分等がなされた事例に限定しても，その数は 19 件にのぼる（2010（平成 22）～2018（平成 30）年 11 月。回収命令を除く。厚労省医薬・生活衛生局報道発表資料（https://www.mhlw.go.jp/stf/houdou/bukyoku/iyaku.html）より）。

年月日	被処分者	処分の内容	違反の概要
2010（平成22）年3月27日	① 大洋薬品工業株式会社（医薬品）	業務停止9日間	承認内容と異なる医薬品の製造（薬事法第56条第2号違反）
2010（平成22）年4月13日	② 田辺三菱製薬株式会社（医薬品）	業務停止25日間 業務改善命令	・医薬品「メドウェイ注」承認申請資料のデータ差替等（薬事法第14条第3項違反） ・同医薬品の市販製剤の製造時に行われたデータ差替等（薬事法第12条の2第1号及び第14条第2項第4号及び第18条第1項違反）
	③ 株式会社バイファ（医薬品の製造受託）	業務停止30日間 業務改善命令	同上（薬事法第14条第3項及び第18条第2項違反）

2010(平成22)年7月26日	④ 五十嵐医科工業株式会社(医療機器)	業務停止25日間	医療機器「ジャクソンリース回路」につき,危害の発生や拡大を防止するための必要な措置を行わなかった(薬事法第77条の4第1項違反)
2011(平成23)年7月27日	⑤ 小林メディカル株式会社(医療機器)	業務停止10日間	医療機器「コバメッドグラスピングピンシステム」承認申請資料のデータ改ざん(薬事法第14条第3項違反)
2011(平成23)年12月27日	⑥ 株式会社コスモス・コーポレイション(医療機器認証)	改善命令 報告の徴収	基準に適合しない製品を繰り返し認証(薬事法第23条の2第2項第4号違反)
2012(平成24)年4月18日	⑦ ファイザー株式会社(医薬品)	改善命令	製造管理,品質管理の方法がGMP[*1]省令に不適合(薬事法第14条第2項第4号違反)
2012(平成24)年9月28日	⑧ 株式会社ベネシス(医薬品)	改善命令	製造管理,品質管理の方法がGMP省令に不適合(薬事法第14条第2項第4号違反)
2013(平成25)年9月30日	⑨ 株式会社バイファ(医薬品の製造受託)	業務停止30日間 改善命令	製品標準書,製造指図書及び製造記録が適切に作成されず,製造管理及び品質管理が適切に行われていなかった(薬事法第18条第2項,薬事法第56条第2号,同施行規則第96条,GMP省令第7条第1号及び第10条第1号から第3号違反)
	⑩ 田辺三菱製薬株式会社(医薬品)	改善命令	承認書に記載されていない成分を添加した医薬品の製造販売(薬事法第56条第2号違反)
2014(平成26)年7月31日	⑪ ノバルティスファーマ株式会社(医薬品)	改善命令	・副作用の報告遅延(薬事法第77条の4の2第1項,同施行規則第253条第1項違反) ・安全管理責任者等の安全管理情報の収集義務の懈怠(GVP[*2]省令第7条第1項違反)
2015(平成27)年2月13日	⑫ ギリアド・サイエンシズ インク(医薬品)	業務改善指示	副作用の報告遅延(薬機法第80条の2第6項,同施行規則第273条第1項違反)
2015(平成27)年2月27日	⑬ ノバルティスファーマ株式会社(医薬品)	業務停止15日間	副作用の報告遅延(薬機法第68条の10第1項,同施行規則第228条の20第1項違反)
2015(平成27)年6月12日	⑭ 武田薬品工業株式会社(医薬品)	改善命令	高血圧治療薬「ブロプレス」に係る広告が誇大広告に該当(薬機法第66条第1項違反)

[*1] GMP:Good Manufacturing Practice(医薬品及び医薬部外品の製造管理及び品質管理の基準)
[*2] GVP:Good Vigilance Practice(医薬品,医薬部外品,化粧品及び医療機器の製造販売後安全管理の基準)

2015 (平成27) 年 9月1日	⑮ ファイザー株式会社 (医薬品)	改善命令	・副作用の報告遅延 (薬機法第68条の10第1項, 同施行規則第228条の20第1項違反) ・安全管理責任者等の安全管理情報の収集義務の懈怠 (GVP省令第7条第1項違反)
2016 (平成28) 年 1月8日	⑯ 一般財団法人化学及血清療法研究所 (医薬品)	業務停止110日間	承認書の製造方法と整合させた虚偽の製造指図書及び製造記録等を作成し, 厚労省等の査察に対して組織的欺罔及び隠蔽を図ってきたこと (薬機法第14条第2項第4号, 第18条第1項, 第2項, 同施行規則第92条, 第96条, GMP省令第3条第1項, 第2項, 第7条第1号から第3号, 第10条第1号から第3号, 第5号違反)
2016 (平成28) 年 4月26日	⑰ 日本ビーシージー製造株式会社 (医薬品)	改善命令	届出エリア外での製造 (薬機法第19条第2項, 同施行規則第100条第1項第4号違反) 等
2017 (平成29) 年 3月14日	⑱ セルジーン株式会社 (医薬品)	業務改善命令	副作用の報告義務違反 (薬機法第68条の10第1項, 同施行規則第228条の20第1項違反)
2017 (平成29) 年 5月29日	⑲ バイエル薬品株式会社 (医薬品)	報告命令 改善指導 (同年9月29日)	副作用報告義務違反症例の有無の調査及び報告遅延の原因等についての報告命令 (薬機法第68条の10第1項, 第69条第1項, 同施行規則第228条の20第1項違反)

(3) 厚労省の対応

　厚労省では, 2014 (平成26) 年7月31日のノバルティスファーマへの行政処分を受け,「製造販売業者におけるGVP省令等の遵守について」(平成26年8月4日薬食安発0804第1号医薬食品局安全対策課長通知) を発出し, GVP省令等の遵守に関する要請を製薬協等の業界団体に行うとともに, 引き続き2015 (平成27) 年には,「製造販売後安全管理業務に係る社内体制等に関する自主点検について (依頼)」(平成27年2月24日薬食安発0224第1号医薬食品局安全対策課長通知) を発出し, 製薬企業に対して, 製造販売後安全管理業務に関する社内体制, 未報告の副作用等情報の有無について自主点検を依頼した。

　さらに化血研の不正製造事案を受け, 厚労省は「医薬品の製造販売承認書と製造実態の整合性に係る点検の実施について」(平成28年1月19日薬生審査発0119第1号医薬・生活衛生局審査管理課長通知) を発出し, 製薬企業に対し, 製造販売を行っているすべての医薬品について製造実態が承認書に即したものとなっているかどうかの点検を行うことを要請した。

　また, 厚労省は「医薬品の製造販売業者における三役の適切な業務実施について」

（平成29年6月26日薬生発0626第3号医薬・生活衛生局長通知）を発出し，三役体制の適正な整備・強化や法令遵守などを改めて求めた（三役とは「総括製造販売責任者」，「品質保証責任者」及び「安全管理責任者」を指す。それぞれの責任については，本章2の(7)を参照）。

(4) 製薬協企業行動憲章

製薬協は，会員企業の自主的規範として，製薬協企業行動憲章を策定している（1997（平成9）年11月19日制定，改定：2004（平成16）年11月17日，2011（平成23）年3月16日，2018（平成30）年10月18日）。

製薬協企業行動憲章は，「製薬企業の使命は，優れた医薬品を継続的に開発し，安定的に供給することを通じて，世界の人々の福祉と医療の向上に貢献し，健康で質の高い生活の実現に寄与することにある」とし，会員企業各社に「製薬企業の使命を果たす」ことを求めている。製薬企業の使命を果たすうえで，法令遵守は大前提であり，これには，薬機法を中心とした法令のほか，各種の自主規範が含まれる。

製薬協企業行動憲章

製薬企業の使命は，優れた医薬品を継続的に開発し，安定的に供給することを通して，世界の人々の健康と福祉の向上に貢献することにある。そして，「患者参加型の医療」の推進に重要な役割を果たし，持続可能な社会の実現を牽引していかなければならない。そのため，会員企業は，次の行動原則に基づき，国の内外を問わず，関係法令，国際ルールおよびその精神を遵守し，高い倫理観をもって社会的責任を果たしていく。

（持続可能な経済成長と社会的課題の解決）
1. 医療の向上に貢献する革新的新薬の研究開発に取り組み，有効性，安全性に優れた，高品質な医薬品をできるだけ速やかに，かつ安定的に提供する。同時に，イノベーションの創造に資する産業を担う企業として，医療ニーズに対応した安全で質の高い医薬品の開発を通じ，国民経済の成長と効率化に貢献する。

（科学的かつ厳正な研究開発）
2. 臨床試験は，医療機関の協力を得て，被験者の人権を尊重し，安全確保に留意し，かつ科学的厳正さをもって遂行する。非臨床試験として必要な動物実験は動物福祉に十分配慮して行う。医薬品の製造販売承認申請に際しては，関係法令，社内ルール，科学的妥当性に基づいて適切なデータの取扱いを行う。

（適正使用の推進）
3. 医薬品の適正使用を推進するため，品質・有効性・安全性に関して，国内外の科学的に裏付けられた情報を的確に提供するとともに，製造販売後の情報の収集・分析評価とその伝達を迅速に行う。

(医療関係者・患者等との信頼関係)
4. 医療関係者や患者等と誠実なコミュニケーションを図り，満足と信頼を獲得する。

(公正な事業慣行)
5. 公正で自由な競争を通じ，生命関連製品である医薬品として適正な取引と流通を行うとともに責任ある調達を行う。また，医療関係者をはじめ，政治，行政との健全な関係を保つ。

(情報管理の徹底)
6. 高度IT化に伴い，個人情報や顧客情報の適正な保護に十分配慮し，情報管理に万全な対策を行う。

(公正な情報開示，ステークホルダーとの建設的な対話)
7. 企業情報を適時適切かつ公正に開示し，製薬企業を取り巻くステークホルダーとの建設的な対話を行い，企業価値の向上を図る。

(環境問題への取り組み)
8. 環境問題への取り組みは人類共通の課題であり，企業の活動と存続に必須の要件として，主体的に行動する。

(働き方の改革，職場環境の充実)
9. 従業員の多様性・人格・個性を尊重する働き方を実現し，働きがいのある，健康と安全に配慮した労働環境を実現するとともに，従業員の倫理観の高揚と資質の向上を図る。

(社会参画と発展への貢献)
10. 「良き企業市民」として，積極的に社会に参画し，その発展に貢献する。

(危機管理の徹底)
11. 市民生活や企業活動に脅威を与える反社会的勢力の行動やテロ，サイバー攻撃，自然災害，パンデミック等に備え，組織的な危機管理を徹底する。

(人権の尊重)
12. すべての人々の人権を尊重する経営を行う。

(経営トップの役割と本憲章の徹底)
13. 経営者は，本憲章の精神の実現が自らの役割であることを認識し，率先垂範の上，自社およびグループ企業にその徹底を図るとともに，取引先にも促す。また，社内外の声を常時把握し，実効あるガバナンスを構築する。本憲章の精神に反し，社会からの信頼を失うような事態が発生したときには，経営者自らが率先して問題解決にあたり，原因究明，再発防止に努め，その責任を果たし，信頼を回復する。

http://www.jpma.or.jp/about/basis/kensyo/pdf/kensyo_all.pdf

> **コラム**　　製薬協コンプライアンス・プログラム・ガイドライン
>
> 　製薬協コンプライアンス・プログラム・ガイドライン（以下，「コンプライアンス・プログラム・ガイドライン」）は，製薬協の会員企業が製薬協企業行動憲章の精神を実践する際に参考となる事項を示すとともに，各社の役員・従業員が遵守すべき法令や企業倫理に関する行動規範及びコンプライアンス関連規程等を見直す際の指針を示すものである。
>
> 　製薬協は，1997（平成9）年に会員企業の行動規範となる製薬協企業行動憲章を制定し，2001（平成13）年には会員企業の役員・従業員等のコンプライアンスの徹底を図るため，コンプライアンス・プログラム・ガイドラインを制定した。また，コンプライアンス・プログラム・ガイドラインは，製薬協企業行動憲章の改定にともなって改定され，2004（平成16）年，2011（平成23）年の改定を経て，最新の改定は2018（平成30）年に行われている。特に2018（平成30）年の改定は，製薬協の「産業ビジョン2025」（2016（平成28）年1月：10年後の日本の製薬産業の将来像を展望したもの）の提示をはじめ，経団連による経団連企業行動憲章改定の公表（2017（平成29）年11月：国連の「持続可能な社会の実現に向けた開発目標（SDGs）」採択によるもの），臨床研究法の公布・施行や公益通報者保護法ガイドラインの発出といった社会の動きと環境変化を反映するために実施されたものである。
>
> 　コンプライアンス・プログラム・ガイドラインは，経営者によるコンプライアンス最優先のメッセージの重要性のほか，組織体制としてコンプライアンス委員会やコンプライアンス統括部門の設置，コンプライアンス関連規程の整備，コンプライアンス研修・啓発，内部通報制度の整備，コンプライアンス監査の実施などを推奨している。また，臨床研究や医療関係者との交流，利益相反の管理等，合計31の項目についてスタンダード・モデルを用意しており，自社のコンプライアンス体制の整備において大いに参考となる。
>
> 　　　　　　　　　　　　　　http://www.jpma.or.jp/about/basis/kensyo/pdf/compliance.pdf

2　薬機法に基づく基本的な規制

（1）　薬機法とは？

　製薬企業が守るべき法律として第一に掲げられるのが，「医薬品，医療機器の品質，有効性及び安全性の確保等に関する法律」（医薬品医療機器等法（薬機法））である。薬機法は，「医薬品等の品質，有効性及び安全性の確保並びにこれらの使用による保健衛生上の危害の発生及び拡大の防止のために必要な規制を行うこと」を目的としている（第1条）。医薬品は，国民の疾病を治療し，健康を維持するために用いられるものであって，国民の生命身体の安全に直接かつ密接に関係する。薬機法の遵守は，製薬企業のコンプライアンスの出発点であり根幹である。

　法律は，それを実現するために命令（政令・省令）または規則で具体的な事項を定めている。薬機法は，国会で承認された法律であって，概括的な規範を定めるにとどまることから，その詳細は，下位の規範である薬機法施行令（政令）や薬機法施行規則（省令）で定められている。例えば，薬機法第12条では，医薬品等の製造販売業には許可が必要であると定められているが，その有効期間は薬機法施行令（政令）第3条

で定められている。すなわち，薬機法を遵守するためには，その下位の規範にも精通していなければならないということであり，実務の現場では，むしろその知識が必要不可欠となる。

	制定・改廃権者	意義・役割	関係法令等（例示）
法律	国会	ある分野における法規範	薬機法
政令	内閣	法律の規定を実施するためのルール	薬機法施行令
省令	各省庁	法律や政令の規定を実施するためのルール	薬機法施行規則，GMP省令，GCP省令等
行政命令	各省庁	法律の規定に基づく指示	薬機法第72条の4第1項に基づく業務改善命令
行政指導	各省庁	所轄事務の範囲内において行う指導，勧告，助言等	
通達	各大臣，各省庁の長など	所轄法令の解釈・運用方針等	販売情報提供活動ガイドライン

(2) 医薬品製造販売業者（製薬企業）の責務

医薬品製造販売業者は，情報交換を行うこと等により，医薬品等の品質，有効性及び安全性の確保並びにこれらの使用による保健衛生上の危害の発生及び拡大の防止に努めなければならない（薬機法第1条の4）。

(3) 医薬品製造販売業の許可

薬機法によって，医薬品の製造販売は許可制とされている（第12条第1項）。したがって，製薬企業を営むためには，厚生労働大臣の許可を得なければならない。もちろん許可制であるから，無許可で製薬企業を営むことは許されず（無許可営業には罰則が定められている），許可を得るためには一定の基準をクリアすることが必要とされている。なお，許可基準を満たさないこととなった場合，許可は取り消される。

許可基準については，薬機法第12条の2に定められており，品質管理の方法及び製造販売後安全管理の方法について，厚労省令で定める基準に適合することが求められている（薬機法第12条の2第1号及び第2号）。

品質管理の方法について定めた厚労省令とは，「医薬品，医薬部外品，化粧品及び再生医療等製品の品質管理の基準に関する省令」（GQP[*3]省令）のことであり，製造販売後安全管理の方法について定めた厚労省令とは，「医薬品，医薬部外品，化粧品，医療機器及び再生医療等製品の製造販売後安全管理の基準に関する省令」（GVP省令）のことである。

[*3] GQP：Good Quality Practice

> **コラム**　　製薬企業のコンプライアンスを考える際の視点
>
> 　製薬企業の使命は，優れた医薬品を継続的に開発し，安定的に供給することを通して，世界の人々の健康と福祉の向上に貢献することにある。しかしながら，近年は医薬品の開発の難度と費用が上昇しており，「優れた医薬品を継続的に開発する」ことは容易ではないのが現状である。また，国民医療費削減のため，日本をはじめとして各国で薬価低減に対する政府の動きが活発化している。一方で，株価上昇や安定配当への株主の期待などもあり，投下資本の回収への経営陣の圧力は極めて強い。
>
> 　医薬品の研究開発は，人にとって有効であろうと想定される物質を発見同定することから始まり，基礎実験や動物実験などの非臨床試験，さらには健常人への投与をはじめとする長期間の臨床試験（治験）を繰り返して上市される。その間，平均的に10〜15年の期間と約2,600億円もの投資が必要であるとされている（http://efpia.jp/pharm-role-research/index.html）。リード化合物（新薬候補化合物）を発見してから商品化に至るまでの成功確率は，2016（平成28）年の製薬協のデータによると約1/26,000と非常に低い。また，製造販売承認を受け，新発売にこぎつけても，研究開発段階では現れなかった副作用が製造販売後に報告されるケースもあり，特に重篤な副作用が発現した場合には発売中止に至ることもある。また，医薬品特許の無効などが他社から主張されることもある。
>
> 　このようなハイリスク・ハイリターンの環境下で生き残りを掛けて事業活動を行っているのが製薬企業であり，つい短期的な「売上至上主義」に陥りやすい環境にあるといえる。しかしながら，だからこそ，薬機法の遵守を始めとするコンプライアンスは，売上向上とトレード・オフの関係にあるのではなく，生命関連産業を営む製薬企業においてすべての事業活動の基盤であり，企業価値の維持・向上につながるという正しい理解を経営陣が持ち続ける必要がある。そうでなければ，製薬産業は国民の理解を得ることができず，製薬産業自体の衰退につながることを十分留意すべきである。
>
>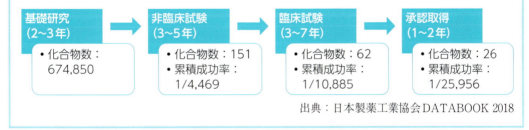
>
> 出典：日本製薬工業協会DATABOOK 2018

(4)　医薬品の製造販売の承認

医薬品の製造販売は，品目ごとに厚生労働大臣の承認を受けなければならないとされている（薬機法第14条第1項）。医薬品の製造販売の承認を得るには，医薬品製造販売業の許可を得ていること，製造所について許可を得ていることのほか，品質，有効性及び安全性に関する事項の審査の結果，効能または効果を有すると認められること，その効能または効果に比して著しく有害な作用を有しないと認められること，不適当なものとして厚労省令で定める場合に該当しないことが求められている（薬機法第14条第2項第1号ないし第3号）。また，政令で定める医薬品については，製造所

における製造管理または品質管理の方法が厚労省令で定める基準に適合していることも求められる（薬機法第14条第2項第4号）。

なお，製造所における医薬品の製造管理及び品質管理の方法の基準を定めた厚労省令とは，「医薬品及び医薬部外品の製造管理及び品質管理の基準に関する省令」（GMP省令）のことである。

医薬品の承認を申請する際には，厚労省令で定める非臨床試験及び臨床試験の試験成績に関する資料及びその他の資料を添付しなければならないとされている。また，厚労省令で定める医薬品については，当該資料は厚労省令で定める基準に従って収集され，かつ作成されたものでなければならないとされている（薬機法第14条第3項）。

つまり，医薬品の承認申請にあたっては，その有効性，安全性に関する資料を添付するわけであるが，それら添付すべき資料のうち，非臨床試験の実施基準を定めた厚労省令が，「医薬品の安全性に関する非臨床試験の実施の基準に関する省令」（GLP[*4]省令）であり，臨床試験の実施基準を定めた厚労省令が，「医薬品の臨床試験の実施の基準に関する省令」（GCP省令）である。

(5) 医薬品の再審査

医薬品の製造販売の承認を受けた製薬企業は，原則として，承認のあった日後6年内に，厚生労働大臣の再審査を受けなければならない（薬機法第14条の4）。再審査とは，医薬品の品質，有効性及び安全性を調査し，これを再確認するものである。

再審査の申請にあたっては，厚労省令で定める資料を添付しなければならないが，厚労省令で定める医薬品の場合，当該資料は，厚労省令で定める基準に従って収集され，かつ作成されたものでなければならないとされている。

これについては，先述したGLP省令（非臨床試験）及びGCP省令（臨床試験）のほか，医薬品の有効性，安全性に関し，製造販売後の調査及び試験の実施基準を定めた厚労省令である，「医薬品の製造販売後の調査及び試験の実施の基準に関する省令」（GPSP省令）にも従わなければならない。

(6) 医薬品の安全対策

医薬品の製造販売業者は，医薬品の有効性・安全性に関する事項など，医薬品の適正な使用のために必要な情報を収集・検討するとともに，病院開設者，医薬品販売業者，医師等の医薬関係者に対し，これらの情報を提供するよう努めなければならない（薬機法第68条の2）。

また，医薬品の製造販売業者は，製造販売した医薬品の使用によって保健衛生上の危害が発生し，または拡大するおそれがあることを知ったときは，これを防止するために廃棄，回収，販売停止，情報提供などの必要な措置を講じなければならない（薬機法第68条の9）。加えて，医薬品の製造販売業者は，その製造販売をした医薬品について，副作用等によると疑われる疾病・障害・死亡や感染症の発生など，医薬品の有効性及び安全性に関する事項で，厚労省令で定めるものを知ったときは，これを厚

[*4] GLP：Good Laboratory Practice

生労働大臣に報告しなければならない（薬機法第68条の10）。

(7) 三役体制

2005（平成17）年に施行された改正薬事法（当時）により，医薬品等の品質管理，安全管理を適正に行うために，医薬品製造販売業者に責任者として「総括製造販売責任者」，「品質保証責任者」及び「安全管理責任者」（いわゆる「三役」）の設置が義務付けられた。三役の主な責任は，次のとおりである。

1) 総括製造販売責任者（薬機法第17条第1項：品質管理及び製造販売後安全管理の総括的な責任を負う者）
　① 品質保証責任者，安全管理責任者を監督（GQP省令第3条第1号，GVP省令第3条第1号）
　② 品質保証責任者，安全管理責任者の報告に基づき措置を決定（GQP省令第3条2号，GVP省令第9条第1号）
　③ 決定した措置の実施を品質保証責任者等に指示（GQP省令第3条第2号）
　④ 必要があると認める場合，医薬品製造販売業者に対し意見を述べる（薬機法施行規則第87条第2号）。
2) 品質保証責任者（GQP省令第4条第3項：品質管理業務について責任を有する者）
　① 製造業者等との取決め（GQP省令第7条）
　② 市場への出荷の管理（GQP省令第9条）
　③ 適正な製造管理及び品質管理の確保（製造所監査）（GQP省令第10条）
　④ 品質等に関する情報及び品質不良等の処理（GQP省令第11条）
3) 安全管理責任者（GVP省令第4条第2項：製造販売後安全管理業務について責任を有する者）

図表1　三役体制

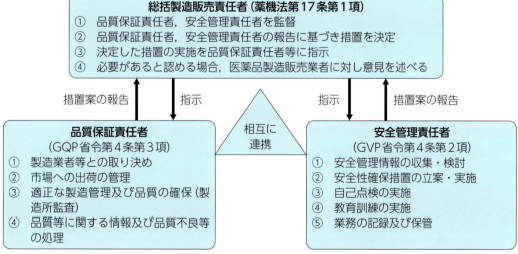

2018（平成30）年6月7日　第3回医薬品医療機器制度部会資料1を参考に作成
https://www.mhlw.go.jp/file/05-Shingikai-10601000-Daijinkanboukouseikagakuka-Kouseikagakuka/02_4.pdf

① 安全管理情報の収集・検討（GQP省令第7条，第8条）
② 安全確保措置の立案・実施（GQP省令第8条，第9条）
③ 自己点検の実施（GQP省令第11条）
④ 教育訓練の実施（GQP省令第12条）
⑤ 業務の記録及び保管（GQP省令第16条）

(8) 厚生労働大臣による監督

1) 立入検査等

厚生労働大臣は，医薬品の製造販売業者が法令を遵守しているかどうかを確かめるために必要があるときは，医薬品製造販売業者に対して，厚労省令で定めるところにより必要な報告をさせ，工場，事務所など医薬品製造販売業者が医薬品を業務上取り扱う場所に立ち入り，構造設備や帳簿書類などを検査させ，従業員などの関係者に質問することができる（薬機法第69条）。

2) 緊急命令

厚生労働大臣は，医薬品による保健衛生上の危害の発生・拡大を防止するため必要があると認めるときは，医薬品の製造販売業者に対して，医薬品の販売を一時停止することなど応急の措置を採るべきことを命ずることができる（薬機法第69条の3）。

3) 廃棄等

厚生労働大臣は，医薬品を業務上取り扱う者に対して，承認を取り消された医薬品や不良な原料・材料などを，廃棄，回収など公衆衛生上の危険の発生を防止するに足りる措置を採るべきことを命ずることができる（薬機法第70条）。

4) 検査命令

厚生労働大臣は，必要があると認めるときは，医薬品の製造販売業者に対して，その製造販売する医薬品について，検査を受けるべきことを命ずることができる（薬機法第71条）。

5) 改善命令等

厚生労働大臣は，医薬品の製造販売業者に対して，その品質管理または製造販売後安全管理の方法が厚労省令で定める基準に適合しない場合は，その品質管理もしくは製造販売後安全管理の方法の改善を命ずることや，その改善までの間業務の停止を命ずることができる（薬機法第72条第1項）。

厚生労働大臣は，医薬品の製造販売業者に対して，その物の製造所における製造管理もしくは品質管理の方法が厚労省令で定める基準に適合しない場合は，その製造管理もしくは品質管理の方法の改善を命ずることや，その改善までの間業務の停止を命ずることができる（薬機法第72条第2項）。

厚生労働大臣は，医薬品の製造業者に対して，その構造設備が厚労省令で定める基準に適合しない場合は，その構造設備の改善を命ずることや，その改善までの間施設の使用を禁止することができる（薬機法第72条第3項）。

また，厚生労働大臣は，医薬品の製造販売業者に薬機法やこれに基づく命令の規定に違反する行為があった場合で，保健衛生上の危害の発生または拡大を防止するために必要があるときは，その医薬品製造販売業者に対して，その業務の運営の改善に必

要な措置を採るべきことを命ずることができる(薬機法第72条の4第1項)。

6) 中止命令等

厚生労働大臣は,虚偽・誇大広告を行った者に対して,その行為の中止その他公衆衛生上の危険の発生を防止するに足りる措置を命ずることができる(薬機法第72条の5)。

7) 承認の取消し等

厚生労働大臣は,承認を与えた医薬品が薬機法第14条第2項第3号イからハまでのいずれかに該当するに至ったと認めるときは,薬事・食品衛生審議会の意見を聴いて,その承認を取り消さなければならない(薬機法第74条の2第1項)。

厚生労働大臣は,承認を与えた事項について,保健衛生上の必要があると認めるに至ったときは,その変更を命ずることができ,また,所定の基準違反,命令違反等がある場合は,承認を取り消し,またはその承認を与えた事項の一部についてその変更を命ずることができる(薬機法第74条の2第2項,第3項)。

8) 許可の取消し等

厚生労働大臣は,医薬品の製造販売業者について,この法律その他薬事に関する法令で政令で定めるものもしくはこれに基づく処分に違反する行為があったとき,またはこれらの者が薬機法第5条第3号,第12条の2第3号,第13条第4項第2号等の規定に該当するに至ったときは,その許可を取り消し,または期間を定めてその業務の全部もしくは一部の停止を命ずることができる(薬機法第75条第1項)。

(9) 罰則

薬機法に定められた禁止事項等に違反した場合,罰則が定められている。

重いものでは,例えば,無許可で医薬品製造販売業を営んだ場合や,未承認の医薬品を製造販売した場合,厚生労働大臣の緊急命令や廃棄等の命令に違反した場合などは,3年以下の懲役もしくは300万円以下の罰金またはその併科(薬機法第84条),虚偽・誇大広告を行った場合や,厚生労働大臣の中止命令・業務停止命令に違反した場合などは,2年以下の懲役もしくは200万円以下の罰金またはその併科(薬機法第85条)とされている。

また,改善命令違反,医薬品製造施設の使用禁止命令違反,承認医薬品の変更命令違反などの場合は,1年以下の懲役もしくは100万円以下の罰金またはその併科(薬機法第86条)とされ,治験に関する守秘義務違反などでは,6ヵ月以下の懲役または30万円以下の罰金とされている(薬機法第86条の3)。なお,その他の軽微な違反についても,50万円以下の罰金とされており(薬機法第87条),薬機法違反の多くに刑事罰が定められていることに注意すべきである。

> **コラム**　　ガバナンス強化のための薬機法改正の議論

　近年，化血研事案など，保健衛生上の危害の発生が懸念される不正事案が少なからず発生している。過去発生した不正事案の多くでは，薬機法において医薬品・医療機器等を取り扱う者に求められている基本的な責務が果たされていなかったことが大きな要因として考えられることを踏まえ，厚労省は，再発防止のため，次のような薬機法改正案を検討している。

1. 許可等業者・役員の責務の明確化
(1) 医薬品，医薬部外品，化粧品，医療機器及び再生医療等製品の製造・流通・販売に関わる薬機法上の許可等業者が，法令を遵守して業務を行うことを確保する必要がある。このため，許可等業者について，法令遵守，法令遵守のための体制整備等の必要な措置，必要な能力及び経験を有する責任者・管理者等の選任等の義務を明確化する。
(2) 許可等業者が法人である場合には，その役員が許可等業者の法令遵守に責任を有することを明確にするため，以下の点を規定する。
　① 許可等業者の薬事に関する業務に責任を有する役員（責任役員）を薬機法上位置づける。
　② 責任役員による許可等業者の法令遵守を担保するため，必要な場合に，当該責任役員の変更を命じることができるものとする措置を定める。
2. 経済的利得の是正を通じた違法行為の抑止
(1) 経済的利得を主たる目的とするものと考えられる広告違反等の違反行為が，薬機法上の業許可を持たない事業者によっても行われるなど，現行の行政処分によっては抑止効果が機能しにくい実態があることを踏まえ，違法行為の抑止を図るため課徴金制度の導入を検討する。
(2) 課徴金制度については，行政処分が機能しにくい業許可を持たない事業者等に対する取締りを実効的に行うことができるようにするとともに，その執行が適正に行われることを確保するため，以下のような要件を検討する。
　① 他の行政処分が機能している場合等には課徴金納付命令を行わないことができるものとする除外規定を設ける。
　② 不当な経済的利得が一定規模以上の事案を課徴金納付命令の対象とする。
　③ 課徴金の額の算定については，違法行為の対象となった製品の売上額に一定の算定率を乗じる簡明な算定方式を採用する。
　④ 納付命令の実施主体については，国と都道府県等の双方に権限を付与する。
(3) 広告違反行為に対しては，訂正広告等を命じる措置命令を検討する。
(4) 違反広告と併せて行われることが多い未承認の医薬品・医療機器等の販売，授与等の禁止への違反行為に対する十分な抑止措置も検討する。

　これらの議論は，製薬企業のコンプライアンス体制の構築に大きな影響を与えることが想定され，今後の注視が必要である。

2018（平成30）年12月25日厚生科学審議会医薬品医療機器制度部会「薬機法等制度改正に関するとりまとめ」を参考に作成。

https://www.mhlw.go.jp/content/11121000/000463479.pdf

3 広告に関する規制

(1) 薬機法に基づく広告規制

医薬品について，その名称，製造方法，効能，効果または性能に関し，虚偽の広告及び誇大な広告は禁止されている（薬機法第66条第1項）。また，医師等が医薬品の効能，効果または性能を保証したと誤解されるおそれがある広告も禁止されている（薬機法第66条第2項）。

また，特殊疾病用の医薬品及び再生医療等製品の医療従事者以外の一般人を対象とする広告も制限されている（薬機法第67条）。なお，後述するように，医薬品等適正広告基準において，医療用医薬品については，一般人を対象とする広告は禁止されている。

加えて，虚偽・誇大広告ではないが，承認前の医薬品の場合，その名称，製造方法，効能，効果または性能に関して広告すること自体が禁じられている（薬機法第68条）。

薬機法の規制条文	内容
第66条 虚偽・誇大広告の禁止	○医薬品等の名称，製造方法，効能，効果，性能に関する虚偽・誇大な記事の広告・記述・流布の禁止。 ○医薬品等の効能，効果，性能について，医師等が保証したと誤解を与えるおそれのある記事の広告・記述・流布の禁止。 ○堕胎暗示，わいせつ文書・図画の使用禁止。
第67条 特定疾病用医薬品等の広告の制限	○政令で定めるがんその他の特殊疾病に使用されることが目的とされている医薬品等について，医薬関係者以外の一般人を対象とする広告の制限。
第68条 承認前の医薬品等の広告の禁止	○承認（または認証）前の医薬品等について，その名称，製造方法，効能，効果，性能に関する広告の禁止。

また，広告の該当性については，当時の厚生省より「薬事法における医薬品等の広告の該当性について」（平成10年9月29日医薬監第148号医薬安全局監視指導課長通知）が発出されており，次の3要件をともに満たすものであると定義されている。

> ① 顧客を誘引する（顧客の購入意欲を昂進させる）意図が明確であること（誘引性）。
> ② 特定医薬品等の商品名が明らかにされていること（特定性）。
> ③ 一般人が認知できる状態であること（認知性）。

(2) 医薬品等適正広告基準

このように，薬機法においては第66条から第68条で虚偽・誇大広告の禁止や未承認医薬品の広告の禁止等が定められているところであるが，医薬品等適正広告基準においては，さらに詳細な広告基準が定められている。医薬品等適正広告基準は，1980（昭和55）年10月9日に当時の厚生省によって制定（薬発第1339号薬務局長通知）され，2002（平成14）年3月28日の改正（医薬発第0328009号医薬局長通知）を経て，2017（平成29）年9月29日に最新の改正がなされた（薬生発0929第4号医薬・生活衛生局長通

知)。同改正では，対象となる広告が，新聞，雑誌，テレビ，ラジオ，ウェブサイト及びソーシャル・ネットワーキング・サービス（SNS）等の全媒体における広告と定められた。その主な内容は次のとおりである。

対象となる広告	新聞，雑誌，テレビ，ラジオ，ウェブサイト及びSNS等の全媒体における広告。
広告を行う者の責務	○使用者が医薬品等を適正に使用することができるよう正確な情報の伝達に努めること。 ○医薬品等の品位を損なう又は信用を傷つけるおそれのある広告の禁止。
製造方法関係	実際の製造方法と異なる表現又はその優秀性について事実に反する認識を与えるおそれのある表現の禁止。
効能・効果，性能及び安全性関係	○承認等を受けた効能効果等の範囲を超える表現の禁止。 ○成分・分量等について虚偽・不正確な表現等を用いて効能効果等又は安全性について事実に反するおそれのある広告の禁止。 ○用法用量について承認範囲をこえた表現や不正確な表現等を用いて効能効果等又は安全性について事実に反するおそれのある広告の禁止。 ○効能効果等又は安全性を保証する表現の禁止。 ○効能効果等又は安全性について最大級の表現等の禁止。 ○速効性，持続性等について，医学，薬学上認められている範囲を超えた表現の禁止。 ○本来の効能効果等と認められない表現の禁止。等
その他	○過量消費又は乱用助長を促すおそれのある広告の禁止。 ○医療用医薬品の一般人を対象とする広告の禁止。 ○他社製品の誹謗広告の禁止。 ○医薬関係者等の推せん等の表現の禁止。

(3) 医療用医薬品製品情報概要等に関する作成要領

「医療用医薬品製品情報概要等に関する作成要領」（以下，「作成要領」）とは，製薬協の作成した医療用医薬品の広告作成に係る自主基準である。資材の種類別に，作成にあたっての基本的な留意事項や記載項目等がまとめられている。

特に，製品情報概要の作成の際に遵守すべき基本的留意事項として，主に次の各項目が挙げられている。

① 効能・効果及び用法・用量に関わる情報については承認範囲外の記載をしないこと。
② 信頼性の確保された正確なデータを記載すること。
③ グラフの軸の尺度を必要以上に変えたり，文字のサイズ・色などで差を強調した作図をしないこと。
④ 原著論文からの引用において自社の優位な記載のみを抜粋しないこと。

なお，詳細な解説付きの作成要領も作成されており，これは製薬協のホームページ（http://www.jpma.or.jp/）にて公表されている。

> **コラム**　　　　　　　　　ディオバン無罪判決
>
> 　第1章で述べたとおり，ディオバン事案の控訴審で，東京高等裁判所は，2018（平成30）年11月19日，薬事法（当時）第66条（虚偽・誇大広告）違反に問われたノバルティス ファーマと同社元社員を無罪とした一審判決を支持し，検察側の控訴を棄却する判決を言い渡した。学術論文を学術雑誌に投稿し，掲載してもらう行為を広告と認定するかどうかが争点となったが，控訴審でも，学術論文は「専門家向けの研究報告」であり，顧客誘引性がないことから，広告には該当しないとの判断であった。
>
> 　本章でも解説しているとおり，薬機法上の「広告」に該当するためには，誘引性，特定性，認知性の3要件が必要であるが，東京高裁は，薬事法の立法趣旨や経緯をたどり，これまでも厚労省が学術論文を薬事法による規制対象としてこなかったことを指摘し，憲法で保障する学問の自由の制限に対する懸念を示したうえで，たとえ，被告人の作成・提供したデータが虚偽であり，研究者らを利用して論文を投稿させたとしても，それには誘引性はなく，薬機法上の「広告」には当たらないとして，検察側の訴えを退けた。
>
> 　罪刑法定主義（「法律無くば刑罰無く，法律無くば犯罪なし」→　いかなる行為が犯罪となるのかは前もって成文法により明示されていなければならないとする要請（事後法の禁止）のほか，類推解釈の禁止，明確性の理論などを含む近代刑法の大原則）のもと，この判決は，薬機法の刑罰規定を厳格に解釈した結果であると評価できる。その一方で，東京高裁は，虚偽データを用いた論文掲載について，新たな立法措置で対応することの必要性を示唆しており，今後の立法動向への影響が注目される。

4　医療関係者／医療機関との交流に関しての規制

　医学・薬学の進歩と公衆衛生の向上は，製薬企業と医療関係者等の情報共有を目的とした交流の上に成り立っている。これらの交流にはインテグリティが必要不可欠であり，倫理的で患者の立場に立った意思決定が行われる必要がある。

　一方で，製薬企業と医療関係者等との交流は，多くの場合，製薬企業からの金銭提供等を伴うため，医療関係者等の職務的・社会的責任との間で利益相反（Conflict of Interest：COI）が発生する。製薬企業と医療関係者との交流は，形式的に見る限り不可避的に利益相反となりうるため，利益相反自体がただちに問題というわけではなく，利益相反が公正かつ適正に管理されていることが，社会からの信頼を損なわないために重要となる。

　かかる観点から，各医療関係者や医療機関においても利益相反マネジメントが実施されているところであるが，製薬企業においても，医療関係者や医療機関との交流にあたり，法令及び自主規範の遵守は，いわば当然の前提として求められている。

　本項では，医療関係者等との交流に関する規制に焦点を当てて解説する。

(1) 刑法の贈収賄罪
　　1) 贈収賄罪
　　　公務員が，その職務に関し，賄賂を収受，要求，約束をしたときは，収賄罪として5年以下の懲役とされている（刑法第197条）。また，公務員に賄賂を供与，申込み，約束をした者は，贈賄罪として3年以下の懲役または250万円以下の罰金とされている（刑法第198条）。
　　2) 公務員の資格を有する医師，研究者
　　　製薬企業において，賄賂罪（刑法第197条，第198条に規定される犯罪類型の総称）の適用が問題となり得る者としては，薬機法上の調査や審査にあたる厚労省の職員や，独立行政法人医薬品医療機器総合機構（PMDA）の職員のほか，治験やその他の臨床研究に関わる医師や研究者，医薬品の販売先である医療機関の医師や薬剤師などが考えられる。
　　　医師や研究者が公務員の資格を有していないのであれば，賄賂罪は成立しないが，公務員の資格を有している場合や，公務員ではないが法律で公務員とみなされる場合（みなし公務員）は，賄賂罪の適用が問題となり得る（例えば，独立行政法人国立病院機構の職員（独立行政法人国立病院機構法第14条），国立大学法人の職員（国立大学法人法第19条）は，いずれもみなし公務員とされている）。
　　　公立大学や公立病院は，地方公共団体が直接経営するものと，法人に移行しているものがあり，地方公共団体が直接経営する大学や病院の職員は地方公務員である。また，法人に移行しており，特定地方独立行政法人に該当する場合，その職員も地方公務員である（地方独立行政法人法第47条）が，一般地方独立行政法人に該当する場合は，その職員はみなし公務員とされている（地方独立行政法人法第58条）。
　　3) 社会的儀礼と賄賂
　　　刑法上，賄賂については，社会的儀礼の範囲内のものは含まれないとしている。したがって，公務員に金品を渡しても，この範囲内にとどまるものであれば賄賂罪には問われない（適正な額のお中元やお歳暮など）。
　　　もっとも，「医療用医薬品製造販売業における景品類の提供の制限に関する公正競争規約」（公正競争規約）の運用基準（「医療用医薬品製造販売業における景品類の提供の制限に関する公正競争規約運用基準」）との関係が問題となるが，本規約上，規制されるべき景品と判断されるものであれば，一般的に，賄賂罪の適用においても社会的儀礼の範囲を超えると判断される場合が多いと考えられる（公正競争規約については後述する）。

(2) 国家公務員倫理法
　　　国家公務員倫理法第6条第1項では，本省課長補佐級以上の職員は，事業者等から，贈与やきょう応接待を受けたとき，または報酬の支払を受けたとき（贈与等により受けた利益または支払を受けた報酬の価額が1件につき5千円を超える場合）は，四半期ごとに次の事項を記載した贈与等報告書を，各省各庁の長等に提出しなければならないとしている。
　　① 利益・報酬の価額。

② 利益・報酬を受けた年月日，基因となった事実。
③ 贈与等をし，または報酬を支払った事業者等の名称及び住所等。

職員がこれに違反すると懲戒処分を受けることがある。また，職員の職務に係る倫理の保持を図るため，特に必要があると認めるときは，当該懲戒処分の概要が公表されることがある。

(3) 医療用医薬品製造販売業における景品類の提供の制限に関する公正競争規約

1) 不当景品類及び不当表示防止法及び公正競争規約

「不当景品類及び不当表示防止法」(以下，「景品表示法」)第4条に基づき，医療用医薬品に関しては，「医療用医薬品業，医療機器業及び衛生検査所業における景品類の提供に関する事項の制限」(平成9年8月11日公正取引委員会告示第54号)により，「医療用医薬品の製造又は販売を業とする者は，医療機関等に対し，医療用医薬品の取引を不当に誘引する手段として，医療用医薬品の使用のために必要な物品又はサービスその他正常な商慣習に照らして適当と認められる範囲を超えて景品類を提供してはならない」とされている。

さらに，景品表示法第31条は，「事業者又は事業者団体は，内閣府令で定めるところにより，景品類又は表示に関する事項について，内閣総理大臣及び公正取引委員会の認定を受けて，不当な顧客の誘引を防止し，一般消費者による自主的かつ合理的な選択及び事業者間の公正な競争を確保するための協定又は規約を締結し，又は設定することができる」と定めており，これに基づいて，医療用医薬品製造販売業に関しては，「医療用医薬品製造販売業における景品類の提供の制限に関する公正競争規約」(昭和59年3月10日公正取引委員会認定，最終改正：平成28年4月1日(以下，「公正競争規約」))が定められ，この公正競争規約によって，医療用医薬品製造販売業における不当な景品類の提供は制限されている。

公正競争規約は業界の自主的なルールとはいえ，法的な裏付けを持っている点で，単なる自主規範とは効力が異なることに注意する必要がある。

公正競争規約では，医療用医薬品製造販売業者は，医療機関等に対し，医療用医薬品の取引を不当に誘引する手段として，景品類を提供してはならない(公正競争規約第3条)と定めている。ここでいう「景品類」とは，「顧客を誘引するための手段として，方法のいかんを問わず，医療用医薬品製造販売業者が自己の供給する医療用医薬

図表2　公正競争規約の目的

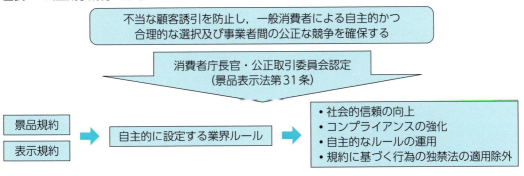

品の取引に付随して相手方に提供する物品，金銭その他の経済上の利益」をいうものと定め（公正競争規約第2条第5項），経済上の利益として，次が挙げられている。

① 物品及び土地，建物その他の工作物。
② 金銭，金券，預金証書，当せん金附証票及び公社債，株券，商品券その他の有価証券。
③ きょう応（映画，演劇，スポーツ，旅行その他の催物等への招待または優待を含む）。
④ 便益，労務その他の役務。

なお，「正常な商慣習に照らして値引又はアフターサービスと認められる経済上の利益及び正常な商慣習に照らして医療用医薬品に附属すると認められる経済上の利益」は，「景品類」には含まれないものとしている。

提供が制限される景品類の例は，次のとおりである（公正競争規約第4条）。

① 医療機関等に所属する医師，歯科医師その他の医療担当者に対し，医療用医薬品の選択または購入を誘引する手段として提供する金品，旅行招待，きょう応等。
② 医療機関等に対し，医療用医薬品の選択または購入を誘引する手段として無償で提供する医療用医薬品。

また，提供が制限されない景品類の例は，次のとおりである（公正競争規約第5条）。

① 医療機関等における自社の医療用医薬品の使用に際して必要な物品もしくはサービスまたはその効用，便益を高めるような物品もしくはサービスの提供。
② 医療用医薬品に関する医学・薬学的情報その他自社の医療用医薬品に関する資料，説明用資材等の提供。
③ 公正競争規約施行規則第2条で定める基準による試用医薬品の提供。
④ 医療機関等に依頼した医療用医薬品の製造販売後の調査・試験等，治験その他医学，薬学的調査・研究の報酬及び費用の支払。
⑤ 医療機関等を対象として行う自社医薬品の講演会等に際して提供する華美，過大にわたらない物品もしくはサービスの提供または出席費用の負担。

また，公正競争規約に参加する事業者（製薬企業）をもって構成する医療用医薬品製造販売業公正取引協議会（以下，「公取協」）が設置されており，公正競争規約に違

図表3　医療機関等への景品類提供の制限の原則（公正競争規約第3条）

> 医療用医薬品製造販売業者は，医療機関等に対し，取引を不当に誘因する手段として，景品類を提供してはならない。

提供が制限される例	提供が制限されない例
① 医療担当者個人 　(1) 金品 　(2) 旅行招待・接待 　(3) きょう応 ② 医療機関等 　無償で提供する医療用医薬品	① 必要・有益な物品・サービス ② 医学・薬学的情報その他自社医薬品に関する資料，説明会用資材 ③ 試用医薬品 ④ 製造販売後の調査・試験等，治験その他医学，薬学的調査・研究の報酬及び費用 ⑤ 自社医薬品の講演会時の景品類 ⑥ 少額・適正な景品類 ⑦ 記念行事に際する適正な贈答

反する疑いがある場合，公取協がその事実を調査する。調査に協力しない事業者に対しては警告を行い，それに従わない事業者に対しては10万円以下の違約金を課すか，除名処分とすることができるとされている（公正競争規約第9条）。

さらに，違反行為を行った事業者に関しては，排除措置の実施，違反行為の禁止などを文書によって警告することができ，警告を受けた事業者がこれに従わない場合は，当該事業者に対し，100万円以下の違約金を課し，除名処分にするとともに，消費者庁長官に必要な措置を講ずるよう求めることができるとされている（公正競争規約第10条）。

2）公正競争規約施行規則及び公正競争規約運用基準

公正競争規約第3条の「少額の景品類の提供」，公正競争規約第5条第3号の「試用医薬品提供基準」，公正競争規約第5条第4号の「製造販売後の調査・試験等における症例報告の報酬等」，公正競争規約第5条第5号の「自社医薬品の講演会等における景品類の提供」に関しては，公正競争規約施行規則第2～5条において，それぞれ具体的な基準が定められている。

さらに，公正競争規約及び公正競争規約施行規則に関しては，次のような運用基準が定められている。

Ⅰ　公正競争規約第3条の運用基準（景品類提供の制限の原則に関する運用基準）
　Ⅰ-1　景品類提供の原則に関する基準
　Ⅰ-2　寄附に関する基準
Ⅱ　公正競争規約第4条の運用基準（提供が制限される例に関する運用基準）
Ⅲ　公正競争規約第5条の運用基準（提供が制限されない例に関する運用基準）
　Ⅲ-1　必要・有益な物品・サービスに関する基準
　Ⅲ-2　医学・薬学的情報に関する基準
　Ⅲ-3　試用医薬品に関する基準
　Ⅲ-4　調査・研究委託に関する基準
　Ⅲ-5　自社医薬品の講演会等に関する基準
Ⅳ　公正競争規約施行規則第5条の運用基準（少額の景品類の提供などに関する運用基準）
　Ⅳ-1　少額・適正な景品類に関する基準
　Ⅳ-2　親睦会合に関する基準
　Ⅳ-3　記念行事に関する基準

3）公正競争規約に違反した場合

公正競争規約に違反した場合は，景品表示法第4条及び第5条の違反となるため，景品表示法第7条による措置命令を受けるほか，景品表示法第26条（事業者の管理上の措置）の違反として，景品表示法第28条の勧告及び公表の対象にもなる。

> **コラム**　公正競争規約・製薬協コードの改定と製薬企業の歴史

　公正競争規約や製薬協コード改定の背景をたどると，製薬企業の不祥事や不適切行為の歴史と重なる。昭和40年代には，病院に対して現品添付，景品提供，海外招待，キャッシュバック，接待等，節度を超えた販売競争が行われていた。これを受け，当時の厚生省は，日本製薬団体連合会（以下，「日薬連」）に対し，1968（昭和43）年「医薬品の販売に伴う景品類の提供について」（昭和43年3月19日薬発第193号薬務局長通知）を発出し，製薬企業に厳しく自粛を求めた。さらに昭和50年代には，医薬品の情報提供に関連した規制がいくつか発出された。1979（昭和54）年，製薬協による「医療用医薬品パンフレット記載要領」（現 「医療用医薬品製品情報概要等に関する作成要領」）が策定され，同年には，厚生省の要請を受けて「医薬情報担当者の教育研修要綱」が策定されている。また，1980（昭和55年）には，製薬企業の医療機関に対する試供品等の提供の実態が国税局の調査で明らかになったことを受け，同年，製薬協は「試用医薬品（医療用）に関する管理基準」を策定し，その後，公正競争規約において提供数量などが規制された。

　平成に入ってからも，2000（平成12）年に発覚した大阪の枚方市民病院（当時）に対する製薬企業の接待行為が贈収賄とされ，前院長が逮捕されるとともに，複数の製薬企業の担当者も起訴された（枚方市民病院汚職事件）。この事件に対して公取協では，計8社の製薬企業に「厳重警告」及び「警告」の措置を行い，また，製薬協では，法令遵守を徹底するための社内体制整備のコンプライアンス・プログラム・ガイドラインの策定に至った。

　また，2011（平成23）年，公取協は，MSD株式会社（以下，「MSD」）による4件の金銭提供，旅行招待が公正競争規約の違反行為に当たるとして，「厳重警告」措置を行ったことを公表した。これに関しては，インターネットによる症例報告の収集など4件の事案について，不当な金銭提供による違反が認定されたが，前年（2010（平成22）年）の8月に，MSDに改組される前の万有製薬株式会社が警告を受けていたにもかかわらず，引き続き同様の違反が行われていたことから，コンプライアンス体制の抜本的改善を求めたものである。

　2012（平成24）年，公取協は，社会のより高い信頼を得ることを目的として，接待関連行為の運用基準を策定した。それまでの規制では，「接待」，「社会的儀礼」は公正競争規約上規制されず，飲食や娯楽の提供を目的とする「きょう応」は規制されるという形で運用されていたが，公正競争規約の制限を受けない行為をリスト化し，それ以外の行為を禁止した。これにより，いわゆる2次会，ゴルフや釣り，観劇，遊興などの「娯楽の提供」も禁止された。

　さらに，2014（平成26）年，公取協は「慶弔」に伴う金品をその「種類」，「金額」，「頻度」によって分類するとともに，「個人の慶事および餞別」については取引誘引性が高いと判断し，その項目に限定して規制の対象とするなどの見直しを行った。

　このように，公正競争規約や製薬協コードは，製薬企業の不祥事等を背景に改定が繰り返されてきたものであり，その歴史を知ることによって規制の意義を再確認することができる。

(4) 製薬協コード・オブ・プラクティス（製薬協コード）

　2012（平成24）年3月，国際製薬団体連合会（IFPMA[*5]）が，従来の「IFPMA医薬品マーケティングコード」に代えて，マーケティング活動だけでなく，医療関係者，医

療機関，患者団体との交流及び医薬品のプロモーションを対象とした「IFPMAコード・オブ・プラクティス」（以下，「IFPMAコード」）を発表したことを受け，製薬協では2013（平成25）年1月16日，従前の「医療用医薬品プロモーションコード」をさらに発展させた「製薬協コード」を策定し，同年4月1日から実施するとともに，その後，2017（平成29）年5月25日に改定，同年10月1日に実施している。また，IFPMAコードの2018（平成30）年6月の改定（2019（平成31）年1月の実施）を受けて，製薬協コードも2018（平成30）年11月15日に再改定され，2019（平成31）年1月1日より実施されている（http://www.jpma.or.jp/about/basis/code/pdf/code2.pdf）。

　製薬協コードは，会員各社が適切な産学連携のもと，研究者，医療関係者，患者団体等と相互の信頼関係を構築し，倫理的で患者の立場に立った最適な医療が行われるようになることを目的としている。製薬協コードの構成は次のとおりである。

序文
1. 製薬協の取組みの歴史
2. 製薬企業の倫理
3. 基本理念
Ⅰ-1. コード・オブ・プラクティス
Ⅰ-2. 医療用医薬品プロモーションコード
　※医療用医薬品プロモーションコードは，「Ⅰ-1. コード・オブ・プラクティス」の一部であり，会員会社がプロモーションを行ううえでの細則を記載。
Ⅱ-1. コード・オブ・プラクティスの解説
Ⅱ-2. 医療用医薬品プロモーションコードの解説
Ⅲ. 用語の定義および解説

---

1) Ⅰ-1. コード・オブ・プラクティス（主な内容のみ抜粋）
① 範囲およびプロモーションの定義
　　製薬協コードは，医療用医薬品のプロモーション活動のみならず，会員会社と研究者，医療関係者，医療機関，患者団体，医薬品卸売販売業者等とのすべての交流を適用の対象とする。また「プロモーション」とは，いわゆる「販売促進」ではなく，「医療関係者に医薬情報を提供・収集・伝達し，それらに基づき医療用医薬品の適正な使用と普及を図ること」をいう[6]。

---

[5] IFPMA：International Federation of Pharmaceutical Manufacturers & Associations
[6] IFPMAコードでは，プロモーションを「インターネットを含むあらゆる情報伝達手段を介して，医薬品の処方，推奨，供給，投与または消費を促進するために，医療関係者を対象に加盟企業が実施，企画または後援するあらゆる活動を意味する」と定義し，WHO倫理基準は，プロモーションを「製造業や流通業によるすべての情報提供活動や説得活動を意味する。そして医薬品の処方，供給，購買，あるいは使用を勧誘（induce）する効果を持つものである」と定義している。製薬協コードが，プロモーションを「販売促進」と定義しないのは，「（医薬品の）需要者はそれを治療上必要とする患者だけであり，販売促進によって患者を創造することはできない」そして「医薬品は正しい情報を伴わなければ『医薬品』として機能し得ない」という医薬品の本質に立脚しているからとされる（Ⅱ-1. コード・オブ・プラクティスの解説）。

② 経営トップの責務

会員会社の経営トップは「基本理念」を踏まえた行動をとることが自らの役割であることを自覚し，製薬協コードで定める事項を率先垂範の上，すべての役員・従業員の行動も経営トップの責任としてとらえ，関係者への周知徹底と社内体制の整備を行う。

③ 医療関係者との交流

会員会社は，医学・薬学の発展のため，産学連携を推進する場合においても研究者，医療関係者，患者等との信頼関係を構築するとともに，処方の決定に不適切な影響を及ぼすおそれのある企業活動は行わない。

④ 承認前の情報提供および適応外使用の推奨の禁止

医薬品は，国内において承認を受けるまで，プロモーションを行ってはならない。また，適応外使用を推奨してはならない。

⑤ 情報発信活動

会員会社は，生命関連企業として医薬品に関する科学的・客観的な情報を適宜提供する。情報の提供にあたっては，利用者にとって分かりやすい内容・表現になるよう努めるとともに法的規制や自主規範を遵守する。また，プレスリリース，一般国民向けや患者向けの疾患啓発活動，投資家への情報提供等の情報発信活動の場合であっても，医療用医薬品の広告活動または未承認医薬品や適応外使用をすすめる広告と疑われることのないよう企画段階から内容の精査を行う。

⑥ プロモーション用資材（電子媒体を含む）

会員会社は，関係法令および作成要領等の自主規範に従ってプロモーション用資材を作成する。

⑦ ソーシャル・メディア

いわゆるソーシャル・メディア等を使用したデジタル・コミュニケーションの利用については，会員会社がその内容に関する一切の責任を負う。

⑧ 業務委託

会員会社は，研究者，医療関係者，医療機関，患者団体等に対し，研究，臨床試験，製造販売後調査，コンサルタントおよびアドバイザー，会議への参画，講演会等での座長や講演，研修講師等の業務を委託し，報酬，費用等を支払うことができる。ただし，これら業務の委託にあたっては契約を交わし，当該契約は以下の基準をすべて満たさなければならない。

❶ 業務の目的および業務に対する報酬，費用等の支払根拠を明記した書面による契約を交わすこと
❷ 業務を委託する前に業務に対する正当な必要性を明確に特定すること
❸ 業務の委託先は，特定された必要性に直接関連しており，また，その業務の提供に必要な専門知識を有していること
❹ 業務を委託する人数は，特定された必要性を達成するのに妥当な人数であること
❺ 特定の医薬品の処方，購入，推奨等を誘引するものでないこと
❻ 業務に対する報酬は，委託した業務の対価として妥当であること

⑨ 患者団体との協働

会員会社は，患者団体とのあらゆる協働において高い倫理観を持ち，患者団体の独立性を尊重する。また，患者団体との協働の目的と内容について十分な相互理解に努める。会員会社が患者団体に提供している金銭的支援等については，その活動が患者団体の活動・発展に寄与していることに広く理解を得るため，会員会社が関与している事実を明らかにする。また，その目的，内容等を書面により合意し，記録を残す等透明性を確保する。患者団体に金銭的支援等を行っている会員会社は，患者団体透明性ガイドラインに基づき自社の指針を定めた上で情報を公開する。

⑩ 社内手順および教育

会員会社は，関係法令および製薬協コードを遵守するための適切な社内手順を確立し，かつ，維持するものとし，すべての役員・従業員に対し，その役割に応じた適切な教育を受けさせるものとする。

2) Ⅰ-2. 医療用医薬品プロモーションコード

① プロモーション活動における会員会社の責務

❶ 適切な者をMRに任ずるとともに，医薬品の適正な使用と普及に向け，継続してその教育研修を実施する。

❷ MR等の非倫理的行為を誘発するような評価・報酬体系はとらない。

❸ 医薬品の効能・効果，用法・用量等の情報は，承認を受けた範囲内のもので，科学的根拠が明らかな最新のデータに基づくものを適正な方法で提供する。

❹ 医薬情報の収集と伝達は的確かつ迅速に行う。

❺ 法的規制や自主規範を遵守するための社内体制を整備する。

② MRの行動基準

MRは，医療の一端を担う者としての社会的使命と，企業を代表して医薬情報活動を遂行する立場を十分自覚し，次の事項を誠実に実行する。

❶ 自社製品の添付文書に関する知識はもとより，その根拠となる医学・薬学に関する知識の習得に努め，かつ，それを正しく提供できる能力を養う。

❷ 会員会社が定める内容と方法に従ってプロモーションを行う。

❸ 効能・効果，用法・用量等の情報は，医薬品としての承認を受けた範囲内のものを，有効性と安全性に偏りなく公平に提供する。

❹ 医薬情報の収集と伝達は的確かつ迅速に行う。

❺ 他社および他社品を中傷・誹謗しない。

❻ 医療機関等を訪問する際は，当該医療機関等が定める規律を守り秩序ある行動をとる。

❼ 法的規制や自主規範を遵守し，MRとして良識ある行動をとる。

③ プロモーション用資材等の作成と使用

会員会社が作成するプロモーション用印刷物，専門誌(紙)等における広告，医療関係者向けウェブサイト，スライド，動画等の視聴覚資材その他のプロモーション用資材は，医薬情報の重要な提供手段であることを認識し，その作成と使用にあたっては，医薬品医療機器等法・行政通知およびこれに関連する作成要領等の自主規範に従い，記載内容を科学的根拠に基づく正確かつ客観的で公平なものとすると

ともに，以下を遵守する。
　❶　効能・効果，用法・用量等は承認を受けた範囲を逸脱して記載しない。
　❷　有効性，安全性等については，虚偽もしくは誇大な表現または誤解を招くおそれのある表示，レイアウト，表現を用いない。特に安全であることを強調・保証する表現をしてはならない。
　❸　有効性に偏ることなく，副作用等の安全性に関する情報も公平に記載する。
　❹　他剤との比較は，客観性のあるデータに基づき原則として一般的名称をもって行う。
　❺　他社および他社品を中傷・誹謗した記載をしない。
　❻　例外的なデータを取り上げ，それが一般的事実であるかのような印象を与える表現をしない。
　❼　誤解を招くような，または医薬品としての品位を損なうような写真，イラスト等を用いない。
　❽　プロモーション用印刷物および広告等は，会員会社内に医療用医薬品製品情報概要管理責任者等を中心とする管理体制を確立し，その審査を経たもののみを使用する。
④　業務委託
　会員会社は，医療関係者等に対し，講演，執筆，調査，研究，会員会社が組織的に開催する会議等への参加，研修等を依頼し，それら業務に伴う報酬，費用等を支払うことができる。ただし，業務の内容に比して著しく高額な場合は支払うことができない。
⑤　製造販売後安全管理業務及び製造販売後調査等の実施
　会員会社は，製造販売後の医薬品の適正な使用方法の確立という目的を正しく認識し，製造販売後安全管理業務及び製造販売後調査等を科学的正当性に則り，かつ，関係法規と自主規範を遵守して実施し，これらを販売促進の手段としない。
⑥　試用医薬品の提供
　試用医薬品は医薬情報提供の一手段であり，医療関係者に当該医薬品の外観的特性を伝え，あるいは品質，有効性，安全性等に関する確認，評価の一助として用いられるものである。したがって，試用医薬品の提供に際しては，必ず当該医薬品に関する情報を伴うようにして，提供量は必要最小限に留めなければならない。
⑦　講演会等の実施
　医療関係者を対象に行う自社医薬品に関する講演会等は，次の諸点に留意して実施する。
　❶　出席者に専門的情報を提供する学術的なものでなければならない。講演会等の開催場所については，目的に適う適切な場所とし，原則，国内で開催する。
　❷　講演会等に付随しての飲食や懇親行事，贈呈品を提供する場合には華美にわたらぬようにし，製薬企業の品位を汚さないものでなければならない。
　❸　講演会等に付随して提供する金銭類の提供は，旅費（交通費・宿泊費），役割者に対する講演料等の報酬に限定される。
　❹　随行者の懇親行事への参加は認めず，旅費も支払わない。

⑧　物品の提供

医薬品の適正使用に影響を与えるおそれのある物品や，医薬品の品位を汚すような物品を医療関係者・医療機関等に提供しない。

⑨　金銭類の提供

直接であれ間接であれ，医薬品の適正使用に影響を与えるおそれのある金銭類を医療関係者・医療機関等に提供しない。

⑩　医療用医薬品製造販売業公正競争規約との関係

会員会社は，高い倫理的自覚に基づいて，医療用医薬品製造販売業公正競争規約をより積極的かつ厳正に遵守する。

コラム　IFPMAコードの改定

IFPMAは，研究開発型の製薬，バイオテクノロジー及びワクチン関連のセクターを代表する国際的な非営利NGOであり，医薬品規制調和国際会議（ICH[*7]）の事務局も務めている。先進国及び発展途上国から約70の主要国際製薬企業と国・地域の業界団体が加盟しており，製薬協もIFPMAのメンバーである。

IFPMAコードは，1981（昭和56）年に制定され，その後数回の改定が加えられ，現在のコードは2018（平成30）年に承認，2019（平成31）年1月より施行されているものである。IFPMAコードは医療関係者に対する医薬品の倫理的なプロモーション及び加盟企業と医療関係者との交流について，IFPMAが定めた製薬産業の国際的自主基準であり，最新の改定では，これまでの医薬品の倫理的なプロモーションに関するガイディング・プリンシプル（指針）を改め，IFPMAの加盟企業及びその代理人として行動するすべての者に適用されるEthos（エトス：精神）を示した。エトスとは，ステークホルダーからの"信頼"を中心とした概念であり，エトスに則り，「国民的，文化的または宗教上のイベントにかかわらず，医療関係者の個人的な利益となる贈り物，現金，現金同等物または個人的な労務の提供」は，例外なく禁止されることとなった。

結果，付箋紙（例：ポストイット）やマウスパッド，カレンダーなどの「プロモーション用補助物品」の医療関係者への提供は禁止となり（ただし，製薬企業が開催する説明会や研究会で，メモを取る目的で，ペンやメモ帳を配布することは可能），香典の提供も禁止となる。製薬協コードは，IFPMAコードの考え方に沿って作成されており，2019（平成31）年1月より実施されている最新版もIFPMAコードの改定の趣旨を汲んだ内容となっている（一方で，日本においては公正競争規約がこの領域を規定していることもあり，明示的な禁止の文言は製薬協コードには登場しない）。今般のIFPMAコードの改定による今後の日本の製薬企業の慣行の変化に注目が集まっている。

http://www.jpma.or.jp/about/basis/code/pdf/ifpma_code_2019.pdf

---

[*7] ICH：International Council for Harmonisation of Technical Requirements for Pharmaceuticals for Human Use

(5) 企業活動と医療機関等の関係の透明性ガイドライン

　製薬協は，製薬企業から医療関係者，医療機関等への金銭の支払い等について情報公開を行い，適切な説明責任を果たすため，「透明性ガイドライン」を策定している（http://www.jpma.or.jp/tomeisei/aboutguide/pdf/181018_01.pdf）。

　透明性ガイドラインは，会員企業の活動において医療機関等との関係の透明性を確保することにより，製薬産業が医学・薬学をはじめとするライフサイエンスの発展に寄与していること及び企業活動は高い倫理性を担保したうえで行われていることについて，広く理解を得ることを目的としている。また，製薬企業は透明性ガイドラインを参考に自社の「透明性に関する指針」を策定することが望ましいとされている。なお，透明性ガイドラインは2011（平成23）年1月19日に策定され，最新の透明性ガイドラインは，臨床研究法の施行を受けて，2018（平成30）年9月20日に改定されている。

　透明性ガイドラインにおいて，製薬企業が医療機関等に提供する資金等については，次の基準に沿って公開することが求められる。

1) 公開対象先
① 医療機関

　病院，診療所，介護老人保健施設，薬局，その他医療に係る施設・組織（保健所，地方公共団体（学校），健康保険組合など）。

② 研究機関

❶ 医療機関に併設されている研究部門（例えば，国立がん研究センター内の研究所，国立循環器病研究センター内の研究所等に設置されている研究部門）。

❷ 大学の医学・薬学系部門，ARO[*8]（Academic Research Organization）。

❸ 大学の理学・工学等におけるライフサイエンス系の研究部門。

❹ その他のライフサイエンス系の研究部門等（医薬基盤研究所，産業技術総合研究所，理化学研究所等）。

③ 医療関係団体

　医師会，薬剤師会，医学会，薬学会等の他，公正競争規約運用基準の「団体性の判断基準」による団体性のある医療関係団体で「〇〇研究会」等の名称の如何を問わない。

④ 財団等

❶ 医学・薬学系の財団法人等（（一般・公益）社団法人，（一般・公益）財団法人，会社法人，NPO法人，社団等）。

❷ 特定臨床研究の研究資金等の管理を行う団体（CRO[*9]（Contract Research Organization）なども含む）

⑤ 医療関係者等

　医療担当者（医師，歯科医師，薬剤師，保健師，看護師，その他医療・介護に携わる者）および医療業務関係者（医療担当者を除く医療機関の役員，従業員，その他当該医療機関において医療用医薬品の選択または購入に関与する者）。

⑥ 医学，薬学系の他，理学，工学等におけるライフサイエンス系の研究者

[*8] ARO：アカデミック臨床研究機関
[*9] CRO：開発業務受託機関

2) 公開時期及び方法

各社の毎事業年度終了後1年以内に自社Webサイトを通じて公開する。

3) 公開対象

① 研究費開発費等

医療用医薬品の研究・開発，製造販売後の育薬にかかる費用等を各項目の年間総額とともに，次の要領で公開する。

項目	具体的内容	公開内容
特定臨床研究費	臨床研究法のもとで実施される特定臨床研究において医療機関等に提供した資金等	jRCT[*10] (Japan Registry of Clinical Trials) に記録される識別番号，提供先施設等の名称，研究実施医療機関の施設名，所属等の名称，研究代表医師名／研究責任医師名，契約件数，金額
倫理指針に基づく研究費	「人を対象とする医学系研究に関する倫理指針」のもとで実施される研究において医療機関等に提供した資金等	提供先施設等の名称，当該年度に支払のある契約件数，金額
臨床以外の研究費	「第Ⅰ相以降の臨床研究」以外の研究（基礎研究，製剤学的研究など）において医療機関等に提供した資金等	提供先施設等の名称一覧
○治験費 ○製造販売後臨床試験費 ○副作用・感染症症例報告費 ○製造販売後調査費	・GCP／GVP／GPSP省令等の薬事規制のもとで実施される治験，製造販売後臨床試験，副作用・感染症症例報告，製造販売後調査の費用等 ・治験費には，医師主導治験に対し提供した資金等も含む	提供先施設等の名称，当該年度に支払のある契約件数，金額
その他の費用	公開対象先以外に発生した資金等	

② 学術研究助成費

学術研究の振興や助成等を目的として提供される資金等を各項目の年間総額とともに，次の要領で公開する。

[*10] jRCT：臨床研究実施計画・研究概要公開システム

項目	具体的内容	公開内容
奨学寄附金	大学医学部等，研究機関併設医療機関への寄附，研究公募による寄附	○○大学○○教室：○○件○○円 ○○医療センター○○科：○○件○○円
一般寄附金	「奨学寄附金」，「学会等寄附金」に該当しない寄附金，医療用医薬品の無償提供，物品寄附，財団等への寄附等	○○大学（○○財団）：○○件○○円 ○○病院○○セミナー：ボールペン○○本
学会等寄附金	学会等会合開催費および会合開催以外の学会活動等への寄附	第○回○○学会：○○円 ○○実行委員会第○回市民健康講座：○○円
学会等共催費	学会等との共催のランチョンセミナー，イブニングセミナー，共催講演会等で共催団体に支払う費用等	第○回○○学会○○セミナー：○○円 ○○セミナー（○○医師会）：○○円 ※共催団体名が認知できる表示

③　原稿執筆料等

　自社医薬品をはじめ医学・薬学に関する科学的な情報等を提供するため，もしくは研究開発に関わる講演，原稿執筆や監修，その他のコンサルティング等の業務委託の対価として支払われる費用等を，次の要領で公開する。

項目	具体的内容	公開内容
講師謝金	座長，パネリスト，講師等	○○大学○○科○○教授：○○件○○円
原稿執筆料・監修料		○○病院○○科○○長：○○件○○円
コンサルティング等業務委託費	講演，原稿執筆・監修に該当しない業務委託の対価	○○大学○○科○○教授：○○件○○円

④　情報提供関連費

　自社医薬品をはじめ医学・薬学に関する科学的な情報等を提供するために，必要な費用等を，次の要領で公開する。

項目	具体的内容	公開内容
講演会等会合費	交通費，宿泊費，会場費，情報交換会費	年間の件数・総額
説明会費	医局説明会時の茶菓・弁当代等	年間の件数・総額
医学・薬学関連文献等提供費	医学・薬学図書，少額適正物品，必要・有益物品等	年間の総額

⑤　その他の費用

　社会的儀礼としての接遇等の費用を，次の要領で公開する。

項目	具体的内容	公開方法
接遇等費用	慶弔，飲食提供等にかかる費用	年間の総額

5 製薬企業におけるコンプライアンスを実現するには？

　製薬企業は，生命関連産業として公的医療保険制度のもとで企業活動が行われていることに鑑み，崇高な倫理的自覚をもってその事業運営を行う社会的責任を有している。製薬企業はこの社会的責任に深く根差した企業行動を常にとる必要があり，そうでなければ製薬企業が社会からの信頼と共感を得ることは到底できない。しかしながら，過去，製薬業界においては，枚方市民病院汚職事件や，ディオバン事案，ブロプレス事案，化血研事案など，生命関連産業である製薬企業の根幹を揺るがしかねない重大な事案が発生しており，それに対応して近年では規制環境が急激に厳しくなっている。

　このような新たな環境下にあって，「製薬企業におけるコンプライアンス」を実現するためには，何よりも経営陣のコミットメントが重要である。このことは，経団連や製薬協の企業行動憲章，製薬協コード，厚労省の販売情報提供活動ガイドライン（第4章で詳述）をはじめとして，多くの文書において幾度となく強調されている。経営陣がコンプライアンスの重要性についてのメッセージを繰り返し従業員に伝え，コンプライアンス・プログラム（PDCAサイクル）を実践することによってのみ，コンプライアンスは製薬企業の文化として根付いていく。そして，そのことが，事業リスクを低減させるだけではなく，企業価値を向上させ，企業の持続的発展につながることを十分に理解しなければならない。

　これこそが製薬企業の「本来の責務」であり，それがゆえに，製薬企業は，常に「自らの活動について，その社会的地位を自覚し，必要な知識の習得や倫理観の涵養をはじめとした自己研鑽に努める」（販売情報提供活動ガイドライン）必要がある。

第4章 近年の新たな制度

1 販売情報提供活動ガイドライン

厚労省は，2018（平成30）年9月25日，医薬品製造販売業者等（製薬企業，医薬品卸売販売業等）が医療用医薬品の販売情報提供活動において行われる広告または広告に類する行為を適正化することにより，保健衛生の向上を図ることを目的として，「医療用医薬品の販売情報提供活動に関するガイドライン」（平成30年9月25日薬生発0925第1号医薬・生活衛生局長通知）を策定し，公表した。

(1) 販売情報提供活動ガイドラインの位置づけ

本ガイドラインの策定にあたっては，行政手続法上，行政機関等が命令等を定める際に実施するものとされている意見公募手続（パブリックコメント）が実施された。よって，本ガイドラインは，行政機関等が定める命令等のうち，行政指導指針に該当するものとみることができ，医薬品製造販売業者等が適切な販売情報提供活動を行っているかどうかの判断基準（行政指導の指針）を厚労省が具体的に示したものといえる。そのため，本ガイドラインは，法令（法規範）そのものではないものの，その適用対象者である医薬品製造販売業者等にとって，きわめて重要な行動規範であることを認識しておく必要がある。

(2) 販売情報提供活動ガイドライン策定の背景

厚労省は，本ガイドラインの冒頭（「第1 基本的考え方」の「1 目的」）で，その策定の背景について「（医薬用医療品の）販売情報提供活動においては，証拠が残りにくい行為（口頭説明等），明確な虚偽誇大とまではいえないものの不適正使用を助長すると考えられる行為，企業側の関与が直ちに判別しにくく広告該当性の判断が難しいもの（研究論文等）を提供する行為等が行われ，医療用医薬品の適正使用に影響を及ぼす場合がある」とし，このような事態を懸念して，医薬品製造販売業者等が医療用医薬品の販売情報提供活動において行う広告または広告に類する行為を適正化することを目的に，本ガイドラインを策定したとしている。

なお，ここにいう「広告該当性の判断が難しいもの（研究論文等）を提供する行為」は，2013（平成25）年に発覚したいわゆるディオバン事案（第1章参照）を示唆するものとみられる。同事案が薬事法（当時）による広告規制（罰則）の適用を免れたことに危機感を覚えた当局が，法規制の網をかいくぐって行われる不適切なプロモーション活動に歯止めをかけるため，業界の自主規制に任せるのではなく，自ら行政指導指針を策定することによって，規制に本腰を入れて乗り出した（その姿勢を示した）ものとみることができる。

(3) 販売情報提供活動ガイドラインの構成

本ガイドラインは，次のような構成となっている。

第1　基本的考え方

ガイドラインの目的，適用範囲，定義等及び販売情報提供活動の原則について定める。

第2　医薬品製造販売業者等の責務

社内体制の整備，評価，教育，手順書・記録の作成・管理，不適切な活動への対応，苦情処理等，経営陣の責務について定める。

第3　販売情報提供活動の担当者の責務

正確で科学的・客観的な根拠に基づく活動の実施，業務記録の作成・保管，自己研鑽の努力，不適切な資材等の使用禁止等，販売情報提供活動の担当者（MR・MSL等）の責務について定める。

第4　その他

関連団体における対応，他の法令等の遵守，医薬関係者の責務，適用日等について定める。なお，本ガイドラインの適用日は2019（平成31）年4月1日（ただし「第2」及び販売情報提供活動の監督部門に関連する事項については2019年10月1日）である。

(4) 販売情報提供活動ガイドラインの適用範囲及び定義

1) 適用対象者

① 医薬品製造販売業者等

② その販売情報提供活動の委託先・提携先（いわゆるコ・プロモーションの相手先企業を含む）

③ 医薬品卸売販売業者

※①～③を総称して「医薬品製造販売業者等」という。

④ 医薬品製造販売業者等が雇用するすべての者

→　MR（GVP省令第2条第5項に規定する者），MSLその他の名称や所属部門にかかわらない。

2) 適用対象行為

医薬品製造販売業者等が医療用医薬品について行う販売情報提供活動。

3) 定義

① 販売情報提供活動

能動的・受動的を問わず，医薬品製造販売業者等が，特定の医療用医薬品の名称または有効性・安全性の認知の向上等による販売促進を期待して，当該医療用医薬品に関する情報を提供すること。医療用医薬品の効能・効果に係る疾患を啓発（一般人を対象とするものを含む）することも含まれる。

② 販売情報提供活動の資材等

販売情報提供活動に使用される資料及び情報をいい，口頭による説明，パソコン上の映像，電磁的に提供されるもの等，その提供方法，媒体を問わない。

(5) 販売情報提供活動ガイドラインの主たる内容
1) 販売情報提供活動4原則
① 提供する医療用医薬品の効能・効果,用法・用量等の情報は,承認された範囲内のものであること。
※未承認薬・適応外薬等に関する情報提供については別途規定あり。
② 医療用医薬品の有効性のみではなく,副作用を含む安全性等の必要な情報についても提供し,提供する情報を恣意的に選択しないこと。
③ 提供する情報は,科学的及び客観的な根拠に基づくものであり,その根拠を示すことができる正確な内容のものであること。
その科学的根拠は,元データを含め,第三者による客観的評価及び検証が可能なもの,または第三者による適正性の審査(論文の査読等)を経たもの(承認審査に用いられた評価資料や審査報告書を含む)であること。
④ 販売情報提供活動の資材等に引用される情報は,その引用元が明記されたものであること。
社外の調査研究について,その調査研究の実施や論文等の作成に関して医薬品製造販売業者等による物品,金銭,労務等の提供があった場合には,その具体的な内容も明記されたものであること。
2) 禁止行為
① 虚偽若しくは誇大な表現または誤認を誘発させるような表現の使用その他広告規制において禁じられる行為をすること。
② 承認された効能・効果,用法・用量等以外の使用方法を推奨すること。
③ 科学的または客観的な根拠なく恣意的に,特定の医療用医薬品の処方,使用等に誘引すること。
④ 他社製品を誹謗,中傷すること等により,自社製品を優れたものと訴えること。
⑤ 疾患の罹患や疾病の症状を過度に強調し,不安を煽ること。
⑥ 一般人向けの疾患啓発において,医療用医薬品による治療(診断及び予防を含む。以下同じ)のみを推奨するなど,医療用医薬品による治療以外に治療の手段がないかのように誤認させること。
⑦ その他医療用医薬品の不適正使用または誤使用を誘発させるおそれのある表現を行うこと。
3) 経営陣の責務
医薬品製造販売業者等の経営陣は,自社のあらゆる従業員の販売情報提供活動に関する業務上の行動に対して責任を負うものであることが明記され,適切な販売情報提供活動を実施するため,必要な社内体制の整備等につきリーダーシップをとることが求められている。
特に,社内体制の整備として,販売情報提供活動の担当部門から独立した形で販売情報提供活動監督部門の設置を求めている点が重要である。これは,現行の組織体制の見直しと新たな組織体制の構築及び販売情報提供活動に対する経営陣の責任の明確化により,PDCAサイクル(第2章参照)が機能する組織体制作りを意識したものである。
・販売情報提供活動監督部門は,MR・MSL等の販売情報提供活動について定期的に

モニタリング・監視指導を実施する[*1]。
- 販売情報提供活動監督部門には，自社から独立性を有する第三者を含む「審査・監督委員会」を設置する（医薬品卸売販売業については努力義務）。
- 販売情報提供活動の資材等は，使用される前に予め販売情報提供活動監督部門による審査を受ける。その際，同部門は審査・監督委員会の助言を踏まえて承認を行う。
- 審査・監督委員会は販売情報提供活動の実施状況について販売情報提供活動監督部門から定期的に報告を受けるとともに，同部門に対して必要な助言を行う。
- 販売情報提供活動監督部門は経営陣に対して販売情報提供活動の実施状況を報告するとともに，必要がある場合には，審査・監督委員会の助言を踏まえて経営陣に意見具申をする。経営陣は当該意見を踏まえて適切な措置を講じる。

図表1　販売情報提供活動に関する責務及び社内体制等

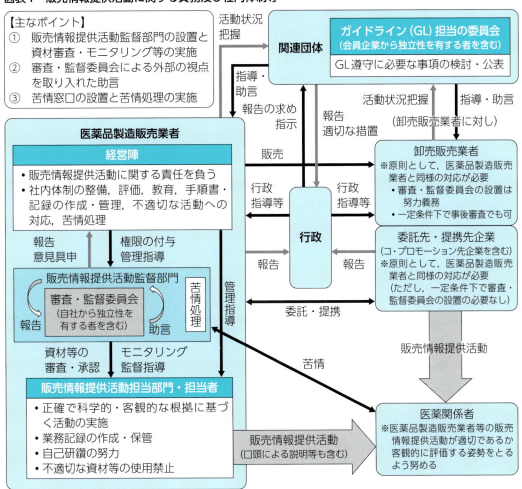

https://www.mhlw.go.jp/content/000362298.pdf を基に作成

[*1] なお，本ガイドラインに対するパブリックコメント回答によると，販売情報提供活動監督部門の中に，既存の部署・人員を活用するなどして，審査担当部署とモニタリング担当部署を別々に設けることは認められる。ただし，販売情報提供活動について，責任の所在を明確にし，一貫した対応を行う必要がある等の観点から，その場合，両部署を統括する部署が必要となる（https://www.mhlw.go.jp/content/000362299.pdf）。

- 経営陣は，役員・従業員が適切な情報提供活動を行ったかどうか及び行わせたかどうかを確認し，役員・従業員に対する評価に適切に反映する。また，経営陣は，適切な販売情報活動を実施できるよう，役員・従業員に対し定期的に教育を実施する。
- 経営陣は，販売情報提供活動について苦情を受付ける外部から認識可能な窓口を設けるとともに，苦情があった場合は販売情報提供活動監督部門において迅速に事実関係を調査し必要な措置を講じる。

(6) 販売情報提供活動ガイドラインに違反した場合

　本ガイドラインは法令そのものではないため，販売情報提供活動が薬機法に基づく広告規制（第3章参照）違反に該当しない限りは，本ガイドライン自体の違反を根拠に行政処分や刑事処分を課すことはできない。ただし，先述したとおり，本ガイドラインは，製薬企業の度重なる不祥事に強い危機感を覚えた厚労省が，法規制の網をかいくぐって行われる不適切なプロモーション活動に歯止めをかけるため，薬業界の自主規制に任せるのではなく，自ら行政指導指針を策定したものであると考えられ，その意義を過少評価すべきではない。

　後述の医療用医薬品の広告活動監視モニター事業においても，当ガイドラインへの遵守状況について監視が行われると想定され，本ガイドラインの違反は厚労省による行政指導の根拠となるだけではなく，薬機法違反に対するさらなる行政調査及び行政処分（場合によっては刑事手続）の端緒となり，法律上及びレピュテーション上のリスクにもつながることを製薬企業の経営陣は十分に理解する必要がある。

2 医療用医薬品の広告活動監視モニター事業

(1) 事業の概要

1) 目的

　大手製薬企業による臨床研究データを不正に利用した広告が社会的な問題となった事例などを受け，医療現場の医師・薬剤師に対する製薬企業の販売促進活動の状況等を医療関係者から直接収集し，また，収集した個別事例について有識者等を構成員とする事例検討会にて評価を行うことによって，製薬企業の広告活動を監視する制度の創設が提言された（臨床研究検討会報告書及び白神研究班提言）。

　そして，広告活動の監視によって，違反行為を早期に発見して，行政指導などにつなげるとともに，製薬企業や業界団体等による自主的な取組みを促すこと等により，製薬企業による適正な広告活動を確保するための環境整備を進めることを目的として，広告活動監視モニター制度が創設された（https://www.mhlw.go.jp/content/00362299.pdf）。

2) 制度の概要

　医療用医薬品の広告活動監視モニター制度の概要は，次のとおりである（図表2もあわせて参照）。

① モニターの選定

　厚生労働省が全国の医療機関の中からモニターとなる医療機関を抽出・選定す

る。モニター医療機関においては，通常業務の中で製薬企業による情報提供場面に接したり，製薬企業のセミナーに参加したりする機会がある医療関係者，DI業務に携わる医療関係者等をモニターとして指名する（なお，モニター医療機関の所在地域や特性等については秘匿される）。

② 疑義事例の報告

モニターは，医療用医薬品について製薬企業から適切性について疑義のある広告資材や情報提供活動等を受けた場合，定期的に事務局（委託先：三菱UFJリサーチ＆コンサルティング株式会社）に報告する。

③ 事例検討会による検討

学識者・有識者，モニター医療機関の主担当者，厚労省担当職員，事務局をメンバーとする「事例検討会」において，モニター医療機関から報告された疑義事例について1件ずつ事実確認を行うとともに，不適切か否かの検討・評価を行う。また，メンバー間で，不適切事例に関する情報共有や広告活動監視モニター制度のあり方について検討を行い，制度の機能向上を図る。

④ 事例の評価

厚労省において，事例検討会の評価意見等を参考にして，報告された案件の法令違反の有無について最終判断を行う。

図表2　医療用医薬品の広告活動監視モニター事業（平成29年度概要）

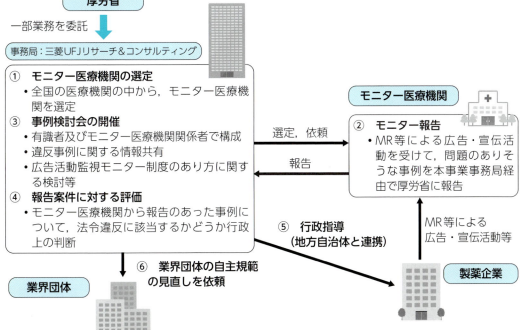

2018（平成30）年3月　医療用医薬品の広告活動監視モニター事業報告書を基に作成
https://www.mhlw.go.jp/file/06-Seisakujouhou-11120000-Iyakushokuhinkyoku/0000205038.pdf

⑤ 行政指導

悪質な事例については，厚労省が地方自治体と連携して行政指導を行う。

⑥ 自主規範の見直し依頼

悪質とまではいかないが，望ましくない事例等については業界団体の自主規範の見直しを依頼する。

図表3　モニター調査の流れ

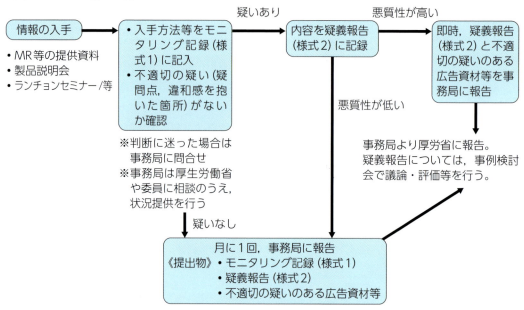

2018（平成30）年3月　医療用医薬品の広告活動監視モニター事業報告書を基に作成
https://www.mhlw.go.jp/file/06-Seisakujouhou-11120000-Iyakushokuhinkyoku/0000205038.pdf

(2) 医療関係者向け広告活動に関するモニター調査

調査対象は，モニター医療機関が入手したすべての広告資材，製薬企業のMRやMSL等から受けた情報提供活動，医療関係者が参加したイベント（講演会や学会のランチョンセミナー，Webセミナー）等とされている（モニター調査の流れについては，図表3を参照）。

(3) 医学専門誌・製薬企業ホームページ等に関する調査

前項で述べた医療関係者向け広告活動に関する調査に加えて，医学専門誌・学会誌，製薬企業ホームページ，医療関係者向けに設けられた情報サイト等についても調査がなされている。これらについての調査は，モニター医療機関の他，事務局も別途実施している。

医学専門誌・学会誌については，事務局が選定した10の専門誌・学会誌が必須の調査対象とされたうえで，それ以外の専門誌・学会誌も幅広く調査対象とされている。

また，製薬企業ホームページ，医療関係者向け情報サイトについては，過去のモニターの閲覧状況・疑義報告状況に加えて，製薬企業各社が販売している医療用医薬品の種類，販売売上高，新有効成分含有医薬品の承認件数，過去の広告に関する違反の

状況等を考慮して選定された製薬企業23社のホームページと、1つの医療関係者向け情報サイトが必須の調査対象とされたうえで、それ以外の製薬企業ホームページ、医療関係者向け情報サイトも幅広く調査対象とされている。

(4) 平成29年度広告活動監視モニター事業の結果
　1) 適切性に関する疑義報告の件数
　　平成29年度の広告活動監視モニター事業においては、モニタリング対象期間は5ヵ月間とされている。そして、当該期間中のべ52の医薬品等について適切性に関する疑義報告があり、違反が疑われる項目はのべ67件であった（健康被害へ重大な影響を与えたり、悪質性の高いような、ただちに取締りを実施する必要がある事例はなかった）。
　2) 違反が疑われる項目の件数及び全報告に占める割合
　　違反が疑われる項目としては、「事実誤認の恐れのある表現を用いた」(41.8%)が最も多かった。各項目の件数及び全報告に占める割合は、図表4のとおりである。
　3) 疑義報告が行われた医薬品等に関する情報の入手方法
　　疑義報告のあった情報の入手方法の割合は、「企業の製品説明会」(34.6%)が最も多く、次いで「企業担当者（口頭説明）」(30.8%)、「企業担当者（印刷物・提供）」(28.8%)、「企業のホームページ」(15.4%)であった。

図表4　違反が疑われる項目（複数回答（単位：件））

違反が疑われる項目	件数	全報告に占める割合
未承認の効能・効果や用法・用量を示した	8	11.9%
事実誤認の恐れのあるデータ加工を行った	10	14.9%
事実誤認の恐れのある表現を用いた	28	41.8%
信頼性の欠けるデータを用いた	6	9.0%
安全性を軽視した	5	7.5%
利益相反に関する事項を明記しなかった	0	0.0%
他社の製品を誹謗する表現を用いた	3	4.5%
その他	7	10.4%

※違反が疑われる項目はモニターの報告書に基づく。
※報告に占める割合は、違反が疑われる項目数（のべ67件）を分母として算出した。
　　2018（平成30）年3月　医療用医薬品の広告活動監視モニター事業報告書を基に作成
https://www.mhlw.go.jp/file/06-Seisakujouhou-11120000-Iyakushokuhinkyoku/0000205038.pdf

(5) 主な疑義報告事例
　　モニターからの疑義報告について事例検討会で検討を行った結果、適切性について疑いがあると考えられた主な事例の内容は、次のように分類されている。
　① 未承認の効能・効果や用法・用量を示した事例
　② データの抜粋・修正等を行った事例
　③ グラフの軸の尺度の変更、着色、補助線の追加等の加工を行った事例
　④ エビデンスのない説明を行った事例

⑤ 誇大な表現でデータを説明した事例
⑥ 信頼性の欠けるデータを用いた事例
⑦ 安全性を軽視した事例

　これらの各分類についての事例の詳細は，平成29年度事業に係る報告書（「医療用医薬品の広告活動監視モニター事業報告書」）（以下，「報告書」）の「2. 事例集」（https://www.jshp.or.jp/cont/18/0517-2-3.pdf）にて確認できる。

(6) 報告書において示された課題と提案
1) 課題

　報告書の「3. まとめ」において，「クローズドな場」における不適切な情報提供活動の規制が今後の課題として指摘されており，具体的には，次のように述べられている。

① 製薬企業の担当者が医療機関を訪問して，現場の医師・薬剤師等に対して製品説明・情報提供を行う"クローズドな場"において，依然として，不適切な情報提供活動が多く行われていること。

② この"クローズドな場"では情報提供に用いた資料を配布しない等の事案も散見されており，意図的に不適切な情報提供が行われている可能性が疑われるものがあったこと。

③ インターネット上の情報提供においても"クローズドな場"が存在しており，企業のホームページのうち，氏名・所属等を登録しなければ閲覧できない環境下において，不適切な情報提供が行われていたこと。　等

2) 提案

　また，報告書の「3. まとめ」においては，今後の制度運用に関連して次の5点が提案されている。

① モニター医療機関のさらなる拡充の必要性
- モニター医療機関数の増加と調査期間の長期化によって，より広範な情報収集が可能となり，不適切な広告活動に対して抑止力を強化することが期待できる。
- 製薬企業のプロモーション行動は医療機関の規模，医療関係者の資格，医薬品の種類等で異なると推測されるため，モニターとなる医療機関の規模や特性，モニター医療機関の主担当者の職種など，その対象を戦略的に広げていくことが必要であろう。また，医療機関側からは，モニターを経験することにより製薬企業の情報を鵜呑みにすることが減った，批判的な見方ができるようになった等の意見が寄せられたことを考えると，モニター医療機関やモニターを固定せずに，できるだけ多くの施設あるいは医療関係者にモニター調査を経験してもらうことが重要と思われる。

② 資料配布についてのルール整備
- 製薬企業による製品説明会では，資料を配布しないなどの証拠を残さない形での情報提供が課題となっている。証拠がないために適切性の判断が難しい場合や，行政指導等が行われにくい場合があり，製薬企業が主催する製品説明会等については，参加者からの要求があれば資料配布に応じることなど，一定のルールを設けることを検討することが必要ではないか。

③ 適切な広告・情報提供活動のためのMRへの教育等
- 事例検討会では，MRは販売促進につながる情報提供は積極的に行うものの，安全性に関する情報への理解や認識が乏しく，情報提供が十分でないことが問題視されていた。
- 不適切な広告・情報提供活動については，製薬企業の本社による関与が疑われるもの，支社・営業所単位で行われていると推察されるもの，MR個人による活動と思われるもの等，その主体は不透明であるが，製薬企業や業界団体は，安全性への配慮も含めた広告・情報提供活動の在り方を省み，MRへの教育等の改善策に徹底して取り組むことが必要であろう。

④ 医療関係者に対する教育
- 現場の医療関係者が企業から情報を受け取る際に，提供された情報が適切なものか客観的に判断することが重要である。
- 本事業の事例は，企業からの情報提供に関する"ヒヤリ・ハット事例"と表現できるものであり，製薬企業が販売促進活動に際し，どのように情報を加工するかを学ぶための良い材料となる。蓄積された不適切な事例をもとに，どのような観点から不適切と判断されるのか，どのような資料で確認すべきか等の情報を取りまとめ，教育・研修に活かすことで，医療関係者に製薬企業からの提供情報を注意深く客観的に評価する視点を身に着けていただくことが望まれる。

⑤ 広く一般の医療関係者が不適切事例を常時報告することのできる公的な報告制度
- 医療関係者が企業から提供された情報を適切に評価し，不適切事例を発見した場合に通報しやすい環境を整備できれば，行政による早期の指導や医療現場への注意喚起が可能になるだろう。

3 臨床研究法

(1) 臨床研究法成立に至る経緯

医薬品等の臨床研究を大きく分類すると，医薬品等の製造販売承認を得るために実施される「治験」と，それ以外の「臨床研究」に分けられる。

「治験」の実施については，薬機法，GCP省令等の規制があり，治験計画の事前届出，モニタリング・監査，治験審査委員会による審査等が義務付けられている。他方，治験以外の「臨床研究」については，「再生医療等の安全性の確保等に関する法律」（2013（平成25）年法律第85号）と，厚労省等が示している倫理指針以外には，法的な規制は存在していなかった。

そうした状況のもとで，2013（平成25）年の初め頃から，臨床研究に関して，ディオバン事案，ブロプレス事案などの不適正な事案が相次いで報道された。そこで，これらの事案を踏まえ，厚労省等において，治験以外の臨床研究のあり方について検討がなされるようになった。その結果，一定の臨床研究につき，臨床研究を実施する医療機関に実施基準の遵守義務・記録保存義務等を課すとともに，製薬企業に契約締結・資金提供の公表義務等を課す臨床研究法案が作成され，2016（平成28）年5月に通常国会へと提出された。同法案は，同年の通常国会において「継続審議」とされた後，翌2017（平成29）年4

図表5　臨床研究法施行に至る経緯

【平成29年4月14日】臨床研究法公布

【8月～平成30年2月9日】厚生科学審議会臨床研究部会における臨床研究実施基準等の審議（計7回）

【2月28日】関係政省令の公布・通知の発出①

> 【政令】
> - 臨床研究法の施行期日を定める政令（平成30年政令第40号）
> - 臨床研究法第24条第2号の国民の保健医療に関する法律等を定める政令（平成30年政令第41号）
>
> 【省令】
> - 臨床研究法施行規則（平成30年厚生労働省令第17号）
>
> 【通知】
> - 臨床研究法の施行に伴う政省令の制定について（平成30年2月28日医政発0228第10号）
> - 臨床研究法施行規則の施行等について（平成30年2月28日医政経発0228第1号及び医政研発0228第1号厚生労働省医政局経済課長及び研究開発振興課長連名通知）
>
> ※政省令の公布に伴い，同日付けで臨床研究審査委員会の事前認定申請の受付を開始

【3月2日】通知の発出②

> 【通知】
> - 臨床研究法における臨床研究の利益相反管理について（平成30年3月2日医政研発0302第2号厚生労働省研究開発振興課長通知）
> - 臨床研究に用いる医薬品等の品質の確保のために必要な措置について（平成30年3月2日医政研発0302第5号厚生労働省研究開発振興課長通知）

3月30日付けで49機関の臨床研究審査委員会を認定

【4月1日】施行

2018（平成30）年12月17日　厚生労働省「臨床研究法の概要」を基に作成
https://www.mhlw.go.jp/content/10800000/000460132.pdf

月の通常国会にて可決され成立し，2018（平成30）年4月1日から施行されている。

(2) 臨床研究法の概要

臨床研究法は，「臨床研究の対象者をはじめとする国民の臨床研究に対する信頼の確保を図ることを通じてその実施を推進し，もって保健衛生の向上に寄与すること」を目的とし（臨床研究法第1条），医療機関に対しては，「特定臨床研究」の実施に関し，①モニタリング・監査，利益相反管理，インフォームド・コンセントの取得，個人情報保護，記録保存等，②厚生労働大臣の認定を受けた認定臨床研究審査委員会の意見聴取，③重篤な疾病等が発生したときの厚生労働大臣への報告などを義務付けるとともに，④臨床研究実施基準[*2]等に違反したときの厚生労働大臣による改善命令，研究停止命令を規定している。

また，製薬企業に対しては，①臨床研究に対する資金提供の際の契約締結，②資金提供の公表を義務付けている。

[*2] 臨床研究法施行規則第8条で定義し，第9～38条において規定されている基準。

図表6　法制度による見直しの考え方

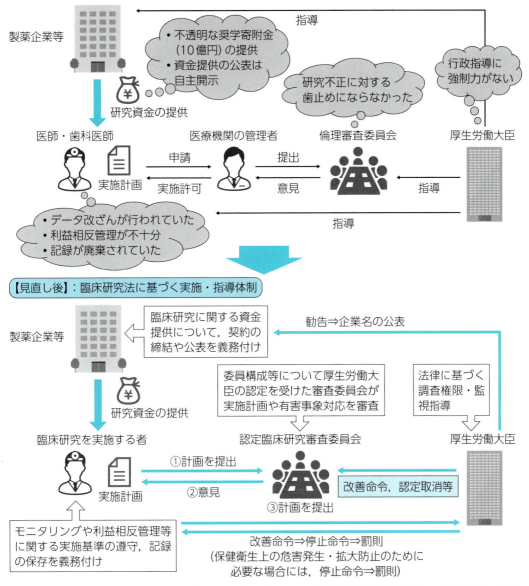

2018（平成30）年12月17日　厚生労働省「臨床研究法の概要」を基に作成
https://www.mhlw.go.jp/content/10800000/000460132.pdf

(3)　臨床研究法の対象範囲

1)　臨床研究法の規制対象となる「臨床研究」

臨床研究法は，①「医薬品等」を②「人に対して」用いることにより，医薬品等の③「有効性または安全性を明らかにする」研究のうち，④「治験」に該当するものを除いた「臨床研究」をその対象としている（臨床研究法第2条第1項）。

したがって，手術手技の研究は①の要件を満たさず，動物実験は②の要件を満たさず，また，いわゆる観察研究[*3]は③の要件を満たさないため，それぞれ臨床研究法上

の「臨床研究」にはあたらない。なお、④「治験」は、先述したとおり、すでに薬機法等の法規制がかけられているため、臨床研究法の規制対象とはされていない。

2) 特定臨床研究

さらに、臨床研究法は、規制対象とする「臨床研究」のうち、①未承認・適応外の医薬品等の臨床研究及び②製薬企業またはその特殊関係者から資金提供を受けた医薬品等の臨床研究を併せて「特定臨床研究」と位置づけ（臨床研究法第2条第2項）、それ以外の臨床研究と分けて規制している。具体的には、「特定臨床研究」に該当する臨床研究については、「治験」と同様に臨床研究実施基準の遵守義務を課し（臨床研究法第4条第2項）、他方、それ以外の臨床研究については、臨床研究実施基準の遵守に関し、努力義務を課すにとどめている（臨床研究法第4条第1項）。

なお、「特殊関係者」（臨床研究法第2条第2項第1号）とは、「会社法上の子会社等」のことを指す（臨床研究法施行規則第3条）。したがって、製薬企業の親会社や兄弟会社からの資金提供があったとしても、それだけでは「特定臨床研究」にあたらない。

また、「資金提供」（臨床研究法第2条第2項第1号）とは、「臨床研究の実施に係る人件費、実施医療機関の賃借料、その他臨床研究の実施に必要な費用に充てられることが確実であると認められる資金」のことを指す（臨床研究法施行規則第4条）。したがって、臨床研究の実施にあたって、製薬企業から労務提供や物品提供のみが行われるにとどまる場合には、臨床研究法上の「資金提供」があったとは認められず、当該臨床研究は、未承認・適応外の医薬品等の臨床研究でない限り、「特定臨床研究」にはあたらない。

図表7　臨床研究法の対象範囲

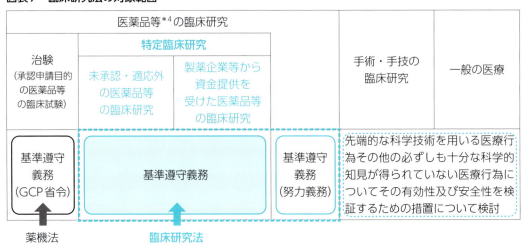

2018（平成30）年12月17日　厚生労働省「臨床研究法の概要」を基に作成
https://www.mhlw.go.jp/content/10800000/000460132.pdf

---

*3 介入を伴わず、試料等を用いた研究であって、疫学研究（明確に特定された人間集団の中で出現する健康に関するさまざまな事象の頻度及び分布並びにそれらに影響を与える要因を明らかにする科学研究をいう）を含まないもの（臨床研究に関する倫理指針）。

*4 医薬品等：医薬品、医療機器、再生医療等製品

(4) 特定臨床研究を実施する医療機関に課せられる義務等
　1) 特定臨床研究の実施に係る措置
　　特定臨床研究を実施する者は，次の各項目について義務を負う。
　① 厚労省令で定められた臨床研究実施基準の遵守（臨床研究法第4条第2項）
　② 特定臨床研究ごとに実施計画を作成し，当該特定臨床研究の実施の適否及び実施にあたって留意すべき事項について認定臨床研究審査委員会の意見を聴取したうえでの実施計画の厚生労働大臣への提出（臨床研究法第5条）及び当該実施計画の遵守（臨床研究法第7条）
　③ インフォームド・コンセントの取得（臨床研究法第9条）
　④ 個人情報保護の措置（臨床研究法第10条）及び秘密保持（臨床研究法第11条）
　⑤ 特定臨床研究の対象者ごとに，医薬品等を用いた日時・場所等の記録の作成・保存（臨床研究法第12条）
　⑥ 認定臨床研究審査委員会及び厚生労働大臣に対する特定臨床研究の実施状況についての定期報告（臨床研究法第17条，第18条）
　2) 臨床研究実施基準違反等に対する指導・監督
　　厚生労働大臣は，必要に応じ，次のとおり緊急命令，改善命令，停止命令を発令することができる。
　① 緊急命令（臨床研究法第19条）
　　　特定臨床研究の実施による保健衛生上の危害の発生または拡大を防止するため必要があると認めるときに，特定臨床研究を実施する者に対して，特定臨床研究の停止その他応急の措置をとるべきことを命ずることができる。
　② 改善命令（臨床研究法第20条第1項）
　　　特定臨床研究を実施する者が臨床研究法第2章（臨床研究の実施）の規定または命令に違反しているときに，当該違反を是正するために必要な措置をとるべきことを命ずることができる。
　③ 停止命令（臨床研究法第20条第2項）
　　　②の改善命令に従わないときには，特定臨床研究を実施する者に対して，期間を定めて特定臨床研究の全部または一部の停止を命ずることができる。
　3) 疾病等が発生した場合の報告
　　特定臨床研究実施者は，特定臨床研究の実施に起因するものと疑われる疾病等の発生を知ったときには，①発生の旨を認定臨床研究審査委員会に報告する（臨床研究法第13条）とともに，②発生に関する事項のうち，一定の重大な事項（臨床研究法施行規則第54条第1項第1号，第2号のロ，第56条第1項）を厚生労働大臣に報告しなければならない（臨床研究法第14条）。

(5) 特定臨床研究以外の臨床研究を実施する医療機関の義務
　　特定臨床研究以外の臨床研究を実施する医療機関には，次の各項目について「努力義務」が課されている（臨床研究法第21条）。
　① 実施計画の作成
　② 実施計画作成等にあたっての認定臨床研究審査委員会からの意見聴取

③ 臨床研究法第7条（実施計画の遵守），第9条（インフォームド・コンセントの取得），第10条（個人情報保護の措置），第11条（秘密保持）及び第12条（記録の作成・保存）の各規定に準ずる必要な措置の実施

図表8　臨床研究実施の流れ

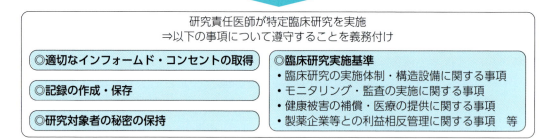

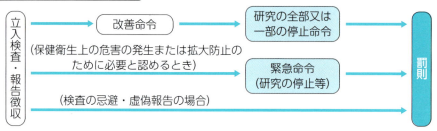

2018（平成30）年12月17日　厚生労働省「臨床研究法の概要」を基に作成
https://www.mhlw.go.jp/content/10800000/000460132.pdf

(6) 製薬企業に課せられる義務等

臨床研究法では，製薬企業に対して，契約締結義務及び研究資金等に関する情報の公表義務を課している。それぞれの規制の概要は，次のとおりである。

1) 契約の締結（臨床研究法第32条）

製薬企業またはその特殊関係者は，特定臨床研究を実施する者に対し，当該製薬企業が製造販売をし，またはしようとする医薬品等を用いる特定臨床研究についての研究資金等の提供を行うときは，当該研究資金等の額及び内容，当該特定臨床研究の内容等を定める契約を締結しなければならない（契約締結事項の詳細については，図表9を参照）。

図表9　臨床研究法における契約締結義務（第32条関係）

- 企業は研究資金等の提供の際，契約を締結しなければならない。
- 当該契約については，**次の13項目を盛り込まなければならない。**（法第32条，施行規則第88条）

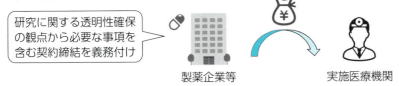

1. 契約を締結した年月日
2. 特定臨床研究の内容及び実施期間
3. 医薬品等製造販売業者等と実施医療機関の名称・所在地
4. 研究責任医師・研究代表医師の氏名
5. 研究資金等の額，内容及び支払いの時期
6. 研究資金等の提供に関する情報等の公表に関する事項
7. 特定臨床研究の成果の取扱いに関する事項
8. 医薬品等の副作用，有効性及び安全性に関する情報の提供に関する事項
9. jRCTへの記録による公表に関する事項
10. 特定臨床研究の対象者に健康被害が生じた場合の補償及び医療の提供に関する事項
11. 利益相反管理基準・利益相反管理計画に関する事項
12. 研究資金等の管理等を行う団体における実施医療機関に対する研究資金等の提供に係る情報の提供に関する事項（医薬品等製造販売業者等が当該団体と契約を締結する場合に限る。）
13. その他研究資金等の提供に必要な事項

2018（平成30）年12月17日　厚生労働省「臨床研究法の概要」を基に作成
https://www.mhlw.go.jp/content/10800000/000460132.pdf

2）研究資金等の提供に関する情報等の公表（臨床研究法第33条）

　製薬企業またはその特殊関係者は，次の各情報を臨床研究法施行規則第90条に示す表に従って，毎事業年度終了後1年以内（臨床研究法施行規則第91条第1項）に，インターネットの利用その他厚労省令の定める方法によって公表しなければならない（公表期間は，5年間とされている（臨床研究法施行規則第91条第2項））。

① 当該製薬企業が製造販売をし，またはしようとする医薬品等を用いる特定臨床研究についての当該資金等の提供に関する情報
② ①以外の臨床研究実施のための研究資金
③ 寄附金
④ 原稿執筆料，講師謝礼，その他の業務に対する報酬

　なお，接遇費などは公表対象とされていない（公表の対象及び公表対象となる情報の各範囲の詳細については，図表10を参照）。

図表10　臨床研究法における情報公表（第33条関係）

- 企業は，研究資金等や寄附金，原稿執筆・講演料等について，公表しなければならない。
- 公表対象となる提供の相手先は，**臨床研究を実施している責任者**に加えて，その**責任者が所属する機関**や，**研究資金の管理やマネジメントを行う団体**も含まれる。

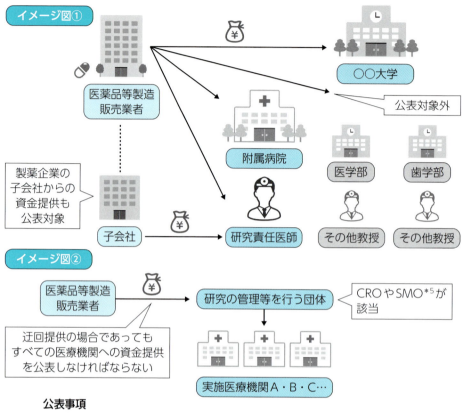

2018（平成30）年12月17日　厚生労働省「臨床研究法の概要」を基に作成
https://www.mhlw.go.jp/content/10800000/000460132.pdf

*5 SMO：Site Management Organization（治験施設支援機関）

3) 違反の場合の勧告，公表（臨床研究法第34条）

　厚生労働大臣は，先述した臨床研究法第32条の契約締結義務，臨床研究法第33条の情報公表義務に違反した製薬企業またはその特殊関係者に対して，契約を締結すべきことまたは情報を公表すべきことを勧告することができ，さらに，勧告に従わない場合には，その旨を公表することができる。

(7) 報告徴収及び立入検査

　厚生労働大臣は，必要な限度において，特定臨床研究を実施する者等に対して，必要な報告・帳簿等の物件の提出を求めたり，事業場に立ち入って，その帳簿等の物件の検査や関係者への質問をしたりすることができる（臨床研究法第35条）。

(8) 罰則

　次の各行為については，罰則が規定されている（臨床研究法第39～42条）。
① 緊急命令違反：3年以下の懲役若しくは300万円以下の罰金（臨床研究法第39条）
② 秘密漏洩：1年以下の懲役または100万円以下の罰金（臨床研究法第40条）
③ 特定臨床研究実施者による正当な理由のない実施計画不提出，実施計画に記載すべき事項の不記載・虚偽記載のうえでの特定臨床研究の実施，特定臨床研究に関する記録の作成・保存義務違反・記録への虚偽記載，研究停止命令違反，報告徴収・立入検査に対する拒否・虚偽報告：50万円以下の罰金（臨床研究法第41条）
④ 製薬企業またはその特殊関係者による報告徴収・立入検査に対する拒否・虚偽報告：30万円以下の罰金（臨床研究法第42条）

　なお，臨床研究法第43条では，①，③及び④の各行為について，法人の業務として行われたときには，当該行為者である個人のみならず，当該法人についても罰金刑を科する旨（両罰規定）が規定されている。

第5章 検討すべき問題事例（Q&A）

　製薬企業が守るべき法令，省令，業界の自主規範の概要は，第3章及び第4章で述べたとおりである。製薬企業は，生命関連産業として，短期的な「売上至上主義」に陥ることなく，常に高い倫理観を持つことが求められる。厳しい事業環境に置かれながらも高い倫理観を保持し，そこに従事する一人ひとりが，具体的場面においてそれに基づく適切な行動を選択し，「コンプライアンスの実現」につなげていくには，実際の事例に則した，法令及び自主規範への正しい知識と理解が基盤となる。

　そこで本章では，より具体的に，製薬企業である「X社」が，A医薬品に関し，Y医師やZ（病院や学会）と関わり合いになる事例を挙げ，それぞれに関し「やってはいけないこと」について述べるとともに，付随する諸問題について解説を加えた（なお，本章で言及する医薬品は，いずれも医療用医薬品である）。

Q&A項目	
Q1	MRの情報提供（自作資料の作成，他社の誹謗中傷，誇大広告）
Q2	MRの情報提供（未承認情報の提供①）
Q3	MRの情報提供（未承認情報の提供②）
Q4	医薬情報活動に伴う飲食
Q5	製品説明会（弁当）
Q6	講演会（自社医薬品に関する講演会の形式）
Q7	講演会（共催の講演会の要件）
Q8	講演会（共催時の講師等への報酬の支払い，事前打ち合わせ時の飲食）
Q9	講演会（会場使用料の肩代わり）
Q10	講演会（懇親行事）
Q11	講演会（慰労としての飲食の提供）
Q12	講演会（Web講演会）
Q13	行事参加（参加費及び物品提供）
Q14	アドバイザリー会議
Q15	社内研修会
Q16	贈呈品
Q17	寄附（寄附の要件）
Q18	寄附（一般人を対象とした講演会への寄附）
Q19	広告
Q20	労務提供
Q21	試用医薬品
Q22	アンケート調査及び使用成績調査
Q23	医学・薬学的情報の提供

凡例

- 医薬品，医療機器等の品質，有効性及び安全性の確保等に関する法律：薬機法
- 医療用医薬品製造販売業における景品類の提供の制限に関する公正競争規約：規約
- 医療用医薬品製造販売業における景品類の提供の制限に関する公正競争規約施行規則：施行規則
- 医療用医薬品製造販売業における景品類の提供の制限に関する公正競争規約運用基準：運用基準
- 医療用医薬品製造販売業における景品類の提供の制限に関する公正競争規約運用基準解説：運用基準解説
- 医療用医薬品の販売情報提供活動に関するガイドライン：販売情報提供活動ガイドライン
- 厚生労働省：厚労省
- 医療用医薬品製造販売業公正取引協議会：公取協
- 日本製薬工業協会：製薬協
- 製薬協コード・オブ・プラクティス：製薬協コード
- 医療用医薬品プロモーションコード[*1]：プロモーションコード
- IFPMAコード・オブ・プラクティス：IFPMAコード
- MR：医薬情報担当者

Q1　MRの情報提供（自作資材の作成，他社の誹謗中傷，誇大広告）

① X社のMRは，Y医師から「細かい説明を聞いている時間がないから，A医薬品と既存の他社製品との違いが一目でわかる資料を用意して欲しい」という依頼を受けた。そこで，当該MRは，本社で審査・承認されているプロモーション用資材を活用して，医薬品Aと同様の効能効果を有する他社製品との比較表を独自に作成した。

② また，A医薬品につき，処方している医師からの評判も良かったので，当該MRは特に根拠を示すことなく「本剤はこれまでにない画期的な効果があると他院では評判となっている」と説明した。

これらの行為に問題はないか？

① 自社医薬品の説明のためにMRが独自に資料を作成する行為は，資材等につき，販売情報提供活動監督部門及び審査・監督委員会による事前の審査・承認を求める販売情報提供活動ガイドラインに反し，また，同じく審査済みの資材のみを使用することを求めるプロモーションコードにも反するため，認められない。

　　また，他社製品との比較は，他社製品の誹謗中傷を禁止する医薬品等適正広告基準や販売情報提供活動ガイドライン，プロモーションコードに反するおそれがある。

[*1] 製薬協コードの「Ⅰ-2．医療用医薬品プロモーションコード」にて規定。

② 根拠なく自社医薬品の効果を誇張して説明することは，薬機法第66条第1項や販売情報提供活動ガイドラインで規定する誇大広告の禁止等に違反する可能性がある。

解説

(1) 使用する資材の事前審査・承認

【関係法規】販売情報提供活動ガイドライン（「第2　医薬品製造販売業者等の責務」の「3　販売情報提供活動の資材等の適切性の確保」），プロモーションコード（「2．MRの行動基準」，「3．プロモーション用資材等の作成と使用」）

販売情報提供活動ガイドラインでは，「…販売情報提供活動の資材等は，使用される前に，予め，販売情報提供活動監督部門による審査を受けること。その際，販売情報提供活動監督部門は，審査・監督委員会の助言を踏まえて承認を行うこと」（「第2　医薬品製造販売業者等の責務」の「3　販売情報提供活動の資材等の適切性の確保」）と規定し，MRによる自作資材の作成・使用を禁止している。

また，プロモーションコードにおいても，「会員会社が定める内容と方法に従ってプロモーションを行う」（「2．MRの行動基準」）としたうえで，「プロモーション用印刷物および広告等は，会員会社内に医療用医薬品製品情報概要管理責任者等を中心とする管理体制を確立し，その審査を経たもののみを使用する」（「3．プロモーション用資材等の作成と使用」）として，MRによる自作資材の使用を禁止している。

(2) 他社製品の誹謗中傷の禁止

【関係法規】医薬品適正広告基準（「第4（基準）」の「9　他社の製品の誹謗広告の制限」），販売情報提供活動ガイドライン（「第1　基本的考え方」の「3　販売情報提供活動の原則」），プロモーションコード（「2．MRの行動基準」，「3．プロモーション用資材等の作成と使用」）

他社製品に関する情報は，当該他社製品を製造販売する製薬企業が正確で多数の情報を有しており，正確な情報を提供できるのは当該製薬企業だけであることから，医薬品等適正広告基準は，「医薬品等の品質，効能効果，安全性その他について，他社の製品を誹謗するような広告を行ってはならない」として，他社製品の誹謗を禁止している。

また，販売情報提供活動ガイドラインやプロモーションコードにおいても，他社及び他社製品の中傷・誹謗の禁止が定められている。

(3) 誇大広告の禁止

【関係法規】薬機法第66条（誇大広告等）第1項，販売情報提供活動ガイドライン（「第1　基本的考え方」の「3　販売情報提供活動の原則」）

医薬品の効能・効果，用法・用量等の情報は，承認を受けた範囲内のもので，科学的根拠が明らかな最新のデータに基づくものを適正な方法で提供することが求められる。よって，薬機法第66条第1項は，「何人も，医薬品…の名称，製造方法，効能，

効果又は性能に関して，明示的であると暗示的であるとを問わず，虚偽又は誇大な記事を広告し，記述し，又は流布してはならない」として，虚偽・誇大広告を禁止している。

また，販売情報提供活動ガイドラインも，「第1　基本的考え方」の「3　販売情報提供活動の原則」において，「提供する情報は，科学的及び客観的な根拠に基づくものであり，その根拠を示すことができる正確な内容のものであること」を求めるほか，「虚偽若しくは誇大な表現又は誤認を誘発させるような表現の使用その他広告規制において禁じられている行為」をしないことや，「科学的又は客観的な根拠なく恣意的に，特定の医療用医薬品の処方，使用等に誘引すること」をしない旨を求めている。

Q2　MRの情報提供（未承認情報の提供①）

X社のMRは，Y医師から特に求めはなかったにもかかわらず，A医薬品に関する海外の最新情報が医療に役立つと考え，日本ではA医薬品の承認外となることを事前に断ったうえで，A医薬品の未承認の適応に関する情報をY医師に提供した。
この行為に問題はないか？

薬機法第68条では，わが国において厚労省から承認を受ける前の医薬品の広告を禁じている。また，医薬品等適正広告基準，販売情報提供活動ガイドライン及びプロモーションコードにおいても，承認を受けた範囲を超えた効能・効果や用法・用量の広告を禁じている。したがって，たとえ事前にY医師に対し承認外であることを断っていたとしても，MRが医師からの求めなく未承認の適応につき広告を行うことはできない。

解説　【関係法規】薬機法第68条（承認前の医薬品，医療機器及び再生医療等製品の広告の禁止），医薬品等適正広告基準（「第4（基準）」の「3　効能効果，性能及び安全性関係」），販売情報提供活動ガイドライン（「第1　基本的考え方」の「3　販売情報提供活動の原則」），プロモーションコード（「2．MRの行動基準」，「3．プロモーション用資材等の作成と使用」）

薬機法第68条は「何人も，…医薬品…であって，まだ…承認…を受けていないものについて，その名称，製造方法，効能，効果又は性能に関する広告をしてはならない」として，未承認医薬品（承認前医薬品）の広告を禁止している。

また，医薬品等適正広告基準は「第4（基準）」の「3　効能効果，性能及び安全性関係」において「承認等を要する医薬品等の効能効果又は性能（以下「効能効果等」という。）についての表現は，明示的又は暗示的であるか否かにかかわらず承認等を受けた効能効果等の範囲をこえてはならない」と規定するほか，販売情報提供活動ガイドラインも，「第1　基本的考え方」の「3　販売情報提供活動の原則」において，「提供す

る医療用医薬品の効能・効果，用法・用量等の情報は，承認された範囲内のものであること」を求め，「承認された効能・効果，用法・用量等以外の使用方法を推奨すること」を禁止している（なお，このことは外国において承認等を得ている場合であっても同様である）。この場合において，事前に医師に承認外であることを通知しておけばこれらの義務が免除されるといった定めは存在しない。加えて，プロモーションコードも「効能・効果，用法・用量等の情報は，医薬品としての承認を受けた範囲内のものを，有効性と安全性に偏りなく公平に提供する」としている。

ただし，医師が自ら適応外に関する医薬品情報を求めた際には，一定の要件を満たすことによって，製薬企業が医師に適応外情報を提供することは許容される（Q3参照）。

Q3　MRの情報提供（未承認情報の提供②）

X社のMRは，現在厚労省に適応追加の承認申請中であるA医薬品について，Y医師から情報提供を求められた。当該MRは，本製品が現在承認申請中であることを伝えたうえで，社内資料を用いて情報提供した。Y医師も承認申請中であることを十分に承知していたので，特に経緯や情報提供内容等につき当該MRは記録を残していない。

この行為に問題はないか？

Q2で述べたとおり，わが国では承認前医薬品の広告は禁じられているが，医療関係者等から求めがあった場合等，販売情報提供活動ガイドラインに定める一定の厳格な要件を満たした場合には，要求者に個別に未承認情報を提供することは許容されうる。ただし，その場合でも，未承認情報の提供の経緯，提供先，提供内容等につき，記録を作成し，保管する必要がある。

本事例においては，MRはY医師からの求めに応じて承認前の適応について情報提供したものであるが，特にその経緯等につき記録を残していないため，販売情報提供活動ガイドラインに定める要件を満たしておらず，認められない。

【関係法規】薬機法第68条（承認前の医薬品，医療機器及び再生医療等製品の広告の禁止），販売情報提供活動ガイドライン（「第4　その他」の「3　未承認薬・適応外薬等に関する情報提供」）

販売情報提供活動ガイドラインの定める未承認薬・適応外薬等に関する情報提供の要件は，次のとおりである。

① 通常の販売情報提供活動とは切り分けること。
② 情報提供する内容は要求内容に沿ったものに限定するとともに，情報提供先は要求者に限定すること。

③ 医療関係者・患者等から情報提供を求められたかのように装わないこと。
④ 提供する情報は，虚偽・誇大な内容であってはならず，科学的・客観的かつ正確でなければならないこと。また，情報提供にあたっては，要約，省略，強調等を行わないこと。
⑤ 医薬品製造販売業者等による関与があった試験研究に基づく論文等を提供する場合にあっては，当該試験研究が「医薬品の臨床試験の実施の基準に関する省令」（平成9年厚生省令第28号）若しくは「臨床研究法」（平成29年法律第16号）又はこれらに相当するものにより適切に管理されたものであること。
⑥ 副作用の危険性が高まること，臨床試験において有意差を証明できなかったことなど，不利な情報も適切に提供すること。
⑦ 情報提供する医療用医薬品の効能・効果，用法・用量等が承認を受けていないことを明確に伝えること。
⑧ 経緯，提供先，提供内容等，情報提供に関する記録を作成し，保管すること。

Q4　医薬情報活動に伴う飲食

　Z医院は診療時間終了後に各社のMRとの面談が行われるが，当日は面談するMRの数が多く，X社のMRは最後になってしまった。面談が終わった時に当該MRは，Y医師から，一緒に夕食を食べに行かないかと誘われた。当該MRはY医師との関係を強化する絶好の機会と考え，医薬情報活動に伴う飲食として4千5百円の飲食を提供した。
　この行為に問題はないか？

　規約では，医薬情報活動に伴う5千円を超えない飲食の提供を認めているが，本事例のように医療担当者からの誘いによって提供する飲食は，飲食の提供自体が目的であると解され，規約で制限される「きょう応」とみなされるため，認められない。

解説　【関係法規】規約第4条（提供が制限される例）第1号，運用基準（「Ⅱ　規約第4条の運用基準（提供が制限される例に関する運用基準）」）

　「医療機関等に所属する医師，歯科医師その他の医療担当者に対し，医療用医薬品の選択又は購入を誘引する手段として提供する金品，旅行招待，きょう応等」は，規約で提供が制限される景品類に該当する（規約第4条第1号）。「きょう応」には，飲食の提供だけではなく二次会や，娯楽の提供も含まれる（なお，「二次会」とは，飲食の提供後，改めて場所または提供内容を変えて飲食を提供することであり，提供する飲食の内容，金額の多寡，提供場所が同一ホテル等の中にあるか否かにかかわらず，これに該当する。また，「娯楽」とは，飲食の提供自体を目的としないカラオケ，ゴルフ，釣り，映画，観劇，スポーツ，旅行その他の催し物への招待または優待が該当す

る(運用基準「Ⅱ　規約第4条の運用基準」解説))。

これに対し，医療担当者等に対して，飲食店等で医薬情報活動を行う場合に医療担当者等一人当たり5千円(消費税を除く)を超えない範囲で飲食の提供を行うことは，「きょう応」には該当せず，規約で制限されない(運用基準「Ⅱ　規約第4条の運用基準」)。なお，提供に際しては，次の点に注意する(同運用基準解説)。

> ① 相手方人数は3名を超えない
> ② 医療機関内で弁当等を提供しない(医局説明会における茶菓・弁当等の提供を除く)
> ③ 医療担当者等の学会等又は自社医薬品の講演会等の出席の機会を利用した飲食は，5千円以内であっても提供できない

なお，これらの基準に当てはまる場合であっても，あくまで飲食の提供は，医薬情報活動に付随して，ふさわしい場所と時間を確保するために行われるものであり，飲食の提供そのものが目的となってはならないことに注意を要する。

Q5　製品説明会(弁当)

① X社のMR (MR-1) は，Z病院の内科において，16時30分から30分間，自社製品の説明会を開催することになった。しかしながら，説明会開催時間が食事時間帯でないため，事前に確認した出席者分の弁当を12時に内科医局へ届けるように手配した。また，当日，説明会の時間に参加できない医師の分の弁当も含めるようY医師から依頼があったので，これに応じた。

② X社のMR (MR-2) は，12時から30分間，同様の説明会を開催した。当該MR-2は，看護師を含むスタッフ分の弁当を10個用意し，医師2名は5千円(お茶含む)の弁当，スタッフは2千円(お茶含む)の弁当とした。

これらの行為に問題はないか？

① 説明会の開催時間における医療関係者等に対する茶菓・弁当の提供ではないため，「取引を不当に誘引する手段」としての景品類に該当し，提供することはできない。また，説明会に参加していない医師に対する提供も認められない。

② 合理的な理由があり，茶菓・弁当等を提供する場合，医療担当者等一人当たり3千円(消費税を除く)を超えない範囲であれば規約での制限を受けないが，これは参加者一人当たりの上限であり，本事例のようにたとえ平均単価が3千円以内に収まっていたとしても，医師2名分の弁当(各5千円)は「一人当たり3千円」を超過しているため，提供することはできない。

解説 【関係法規】規約第5条（提供が制限されない例），運用基準（「Ⅲ　規約第5条の運用基準（提供が制限されない例に関する運用基準）」の「Ⅲ-2　医学・薬学的情報に関する基準」）

　MR等による自社医薬品に関する口頭説明は規約で制限されていない。また，その際，合理的理由があり，茶菓・弁当等を提供する場合は，医療担当者等一人当たり3千円（消費税を除く）を超えない範囲での提供を行うことは，規約で制限されない（運用基準「Ⅲ-2　医学・薬学的情報に関する基準」）。なお，これは参加者一人当たりの上限であり，平均単価ではないことに注意を要する。

　MR等による自社医薬品の説明会（医局説明会等）とは，MR等が日常の医薬情報活動の一環として，医局等の複数の医療担当者等に，昼休みやカンファレンスなど，医療担当者等が一堂に会する時間帯を使って自社医薬品に関する説明を聞いてもらうために開催するものであり，次の点に注意する。

> ①　医局説明会等は，主目的である説明会の趣旨が損なわれないような場所で開催する必要があり，通常は院内会議室，医局等で行う。例外的に院外で行う場合は，公共の会議室やホテルの会議室等，一般的に会議場と認められる会場で開催する。料亭，割烹等はふさわしくない。
> ②　合理的理由があり，茶菓・弁当等を提供する場合であっても，そうした医局説明会等の趣旨を考慮し，また，娯楽，きょう応と誤解されないための注意が必要となる。よって，食事時間帯以外での開催においては茶菓程度の提供にとどめる。

Q6　講演会（自社医薬品に関する講演会の形式）

　X社は，自社医薬品関連の講演会を企画した。10分程度の自社のA医薬品に関する製品紹介の後，症例ディスカッションと医療に関連したテーマでの講演（A医薬品とは関連しない）をあわせて行う予定である。
　このような講演会及び情報交換会の開催に問題はないか？

　医薬品製造販売業者が自社医薬品に関する講演会等の会合を開催する場合，自社医薬品に関する内容が会合の主要なテーマである必要がある。本事例のような，10分程度の単なる製品紹介は，会合の主要なテーマであるとはいえず，また，ディスカッション形式の会合や自社医薬品とは関連しない講演テーマでは自社医薬品の講演会には該当しないため，認められない。

> **解 説**
>
> 【関係法規】規約第5条（提供が制限されない例）第5号，施行規則第4条（自社医薬品の講演会等），運用基準（「Ⅲ　規約第5条の運用基準（提供が制限されない例に関する運用基準）」の「Ⅲ-5　自社医薬品の講演会等に関する基準」）

　規約第5条第5号は，規約で制限されない景品類または経済上の利益の提供として「医療機関等を対象として行う自社医薬品の講演会等に際して提供する華美，過大にわたらない物品若しくはサービスの提供又は出席費用の負担」を例示している。また，施行規則第4条は，自社医薬品の講演会等における景品類等の提供について，次のように規定している。

> ① 「講演会等」とは，説明会，研究会等の名称のいかんを問わず，複数の医療機関等を対象として，自社医薬品に関する説明を行うことを目的とする会合をいう。
> ② 開催地，会場その他開催方法について招待旅行又はきょう応と誤解されないよう留意しなければならない。
> ③ 医療機関等の出席者に対してこの会合への出席のために必要な費用（交通費・宿泊費）を提供することは，差し支えない。また，この会合における講演等を依頼した講師等に対して報酬・費用を支払うことは，差し支えない。
> ④ 会合に付随する華美，過大にわたらない接待は，差し支えない。

　ここで，施行規則第4条第1号の「自社医薬品に関する説明を行うことを目的とする会合」とは，次の場合をいう（運用基準「Ⅲ-5　自社医薬品の講演会等に関する基準」）。

> ① 自社医薬品の有効性，安全性及び品質に関するもののほか，当該製品の薬物療法に関するもの及び自社医薬品の適正使用に必要と考えられる疾病の診断，治療，予防等に関する事項をテーマとして行う会合。
> ② 自社医薬品に関連する事項についての説明と自社医薬品に関連しないテーマを併せて行う会合。

　一方，次の場合は施行規則第4条第1号の「自社医薬品に関する説明を行うことを目的とする会合」には該当しない。

> ① MR等が通常の医薬情報活動として個別の医療機関等の医療担当者等を対象に行う製品説明会。
> ② 医薬品製造販売業者が製品開発等に関する研究のために行う会合や，市販後医療用医薬品に関する研究委託の実施に伴って行われる会合。
> ③ 自社医薬品に関連しない医学・薬学的な研究会・講演会や医療経営等をテーマとする会合。

　また，「自社医薬品に関する説明を行うことを目的とする会合」とは，講師，演者

等の役割を担う者だけでなく，聴講者として，複数の医療機関等に所属する医療担当者等が相当数参加する会合をいい，説明の方法としては，すべての参加者の集まる会場において，講師，演者等が口頭で行うことが基本となる。したがって，聴講者がいない，または演者と聴講者の区別ができないディスカッション形式の会合は，本基準でいう講演会等には該当しない（運用基準「Ⅲ-5　自社医薬品の講演会等に関する基準」解説）。

なお，自社医薬品に関連する事項について説明するという目的が損なわれない限り，同一の会合において自社医薬品に関連しないテーマをあわせて行う場合も「自社医薬品に関連する事項についての説明と自社医薬品に関連しないテーマをあわせて行う会合」として自社医薬品の講演会に該当する。ただし，「目的が損なわれない」と認められるには，次の要件をすべて満たす必要がある（運用基準「Ⅲ-5　自社医薬品の講演会等に関する基準」解説）。

① 自社医薬品関連テーマが会合の主要テーマの一つであること。
　※主要テーマの一つに当たるかどうかは時間の長短だけでなく，当該テーマのみでも多数の医療担当者等に出席してもらえるかが判断ポイントとなる。
② 非関連テーマも医薬品製造販売業者としてふさわしいものであること。
③ 関連テーマ及び非関連テーマの聴講者は同一であること。

Q7　講演会（共催の講演会の要件）

X社は，ある研究会の当番幹事をしているY医師から，当該研究会が開催する講演会の共催を依頼された。会場，講演テーマ，講師等についてはすでに研究会で決めており，懇親会も予定されている。また，共催にあたってX社には，会場費，講師謝礼，交通費，立食形式の懇親会費を負担して欲しいとのことである。
このような依頼に応じても良いか？

自社医薬品の講演会等を医療機関等と共同で開催し，共催者間であらかじめ取り決めた範囲内でその開催費用を支出することは差し支えないが，共催会合に名を借りた名目的な費用の支払いや本来の負担額を超える過剰な支払いは，医療機関等への金銭提供に当たる。また，共催会合の企画は，医薬品製造販売業者と共催相手が事前に協議し，共同で立案されていることが必要となる。本事例では，研究会側（医師側）が講演会の内容等を決めており，共同で立案されているとはいえないため，依頼に応じることはできない。

(1) 規約による制限

【関係法規】規約第5条（提供が制限されない例）第5号，施行規則第4条（自社医薬品の講演会等）第3号，運用基準（「Ⅲ　規約第5条の運用基準（提供が制限されない例に関する運用基準）」の「Ⅲ-5　自社医薬品の講演会等に関する基準」）

　規約第5条第5号及び施行規則第4条第3号は，医療機関等の出席者に対してこの会合への出席のために必要な費用（交通費・宿泊費）を提供すること，及びこの会合における講演等を依頼した講師等に対して報酬・費用を支払うことを認めている。

　自社医薬品の講演会等の会合は，本来は自社単独で開催するものであるが，自社医薬品に関しての学術的な説明を行うという目的が効果的に達成できるのであれば，より広く多くの医療担当者等の参加が得られるよう，医療機関等または団体と共催の形で会合を開催することは差し支えない。ただし，共催会合に名を借りた名目的な費用の支払いや本来の負担額を超える過剰な支払いは，医療機関等または団体への金銭提供に当たる（運用基準「Ⅲ-5　自社医薬品の講演会等に関する基準」）。なお，共催会合の開催にあたっては，医療機関等または団体への不当な金銭提供と誤解されないため，次の事項を遵守しなければならない（運用基準「Ⅲ-5　自社医薬品の講演会等に関する基準」）。

① 共催相手が医療担当者等個人及び団体性が認められる研究会組織等であること。
② 会合の企画は，医薬品製造販売業者と共催相手が事前に協議し，共同で立案されていること。
③ 共催者間であらかじめ会合におけるテーマ，役割，費用等について分担の取決めが明確にされていること。
④ 案内状，プログラム等に会合の趣旨，テーマが記載され，共同の開催者名が連名で記されていること。

　したがって，医療機関等または団体が独自に計画し，医薬品製造販売業者に費用の全部または一部の負担だけを求めるような場合は，規約で規定する共催会合とはいえない。また，医療機関等との共催に名を借りた費用の肩代わり的な会合について，医薬品製造販売業者が開催費用の名目で金銭を負担することは，規約で制限される。

(2) プロモーションコードによる制限

【関係法規】プロモーションコード（「7．講演会等の実施」）

　プロモーションコードでは「7．講演会等の実施」において，次のように規定している。
「会員会社が医療関係者等を対象に行う講演会等は，出席者に専門的かつ学術的・科学的な情報を提供するものとする。講演会等の開催場所は，目的に合う適切な開催地・会場を選定し，原則国内とする。講演会等に付随して飲食等を提供する場合は，華美にならないようにし，製薬企業の品位を汚さないものとする。講演会等に付随し

て提供する金銭類の提供は，旅費（交通費，宿泊費等），役割者に対する講演料等に限定する。なお，随行者の旅費は支払わず，懇親行事への参加も認めない。

一方，医薬関係者以外の一般人を対象に疾患啓発情報を提供する目的で講演会等を企画する場合には，医薬品医療機器等法および医薬品等適正広告基準等に留意して実施する」

なお，製薬協は，次のとおり，自社医薬品に関する講演会等については，主催，共催を問わず，演者の発表内容も含め，自社の責任で開催する必要があるとしていることにも留意が必要である。

自社医薬品に関する講演会等の内容について
（平成22年10月6日製薬協発第593号）

① 自社医薬品の講演会（主催，共催問わず）等は，演者の講演内容も含めすべて自社の責任であることを十分認識したうえで実施すること。
② 演者の発表資料を含め，内容については，演者と事前に確認を行うなど十分な打ち合わせを行い，プロモーションコードを遵守した内容とすること。特に承認外使用の推奨とならないよう，また他社および他社品を中傷・誹謗した内容とならないよう注意すること。
③ 講演会等の発表要旨，講演会記録集の作成に当たってもプロモーションコードを遵守すること。

Q8 講演会（共催時の講師等への報酬の支払い，事前打ち合わせ時の飲食）

① X社は，ある地域の急性期病院（Z病院）との共催で，同地域の開業医を対象とした自社医薬品関連の講演会を企画した。会場は同地域のホテルで，立食形式の意見交換会も予定している。また，講師は同病院の内科部長であるY医師にお願いし，謝礼を支払うつもりであるが，問題はないか？
② また，講演会前日にY医師との事前打ち合わせを予定しているが，食事時間帯にかかるため，一人当たり2万円を超えない範囲で許容されている「会議等の出席者への飲食」に該当すると考え，Y医師に1万5千円程度の食事を提供することは可能か？

① 共催相手であるZ病院の所属員（本事例ではY医師）に，謝礼を支払うことはできない。
② 講演会の役割者との事前打ち合わせは，「医薬情報活動に伴う飲食の提供」にあたり，運用基準により，提供できる飲食は一人当たり5千円以内に制限されているため，1万5千円程度の食事を提供することはできない。

(1) 共催相手の所属員に対する謝礼の支払い

【関係法規】規約第5条（提供が制限されない例）第5号，施行規則第4条（自社医薬品の講演会等），運用基準（「Ⅲ 規約第5条の運用基準（提供が制限されない例に関する運用基準）」の「Ⅲ-5 自社医薬品の講演会等に関する基準」）

　規約第5条第5号及び施行規則第4条第3号は，医療機関等の出席者に対してこの会合への出席のために必要な費用（交通費・宿泊費）を提供すること及びこの会合における講演等を依頼した講師等に対して報酬・費用を支払うことを認めている。ただし，共催相手の所属員に講師等の役割を依頼した場合の報酬の支払いについては，共催相手が医療機関である場合には，医療機関等の所属員も主催者の一員であるため，報酬を支払うことができない（運用基準「Ⅲ-5　自社医薬品の講演会等に関する基準」）。なお，旅費については共催の相手方がこれを負担していなければ制限されない。

　一方，共催の相手方が医療機関等に該当しない医師会や団体性を有する研究会等に所属する役割者の場合は，職務としてではなく，団体の構成員である個人に対して仕事を依頼したことになるため，仕事に対する対価として報酬を支払うことについては，規約の制限を受けない（同運用基準解説）。

図表1　講演会等で提供できる費用・景品類

製薬企業として相応しいテーマ		自社医薬品に関するテーマ		自社医薬品に関連しないテーマ	
主催・共催の別		主催	共催	主催	共催
会合費用	会場借用料	○	○	○	○
	会合の資料代				
	会合時文房具等				
	講師報酬・旅費等		△		△
その他	簡素な茶菓・弁当等	○	○	×	×
	参加者の旅費（国内）				
	懇親行事				
	贈呈品				

「△」講師報酬・旅費は基本的には○　ただし，共催相手が医療機関等の場合で，講師が当該医療機関等の所属員である場合は，次の事項に注意すること。
- 報酬：×
- 旅費：○（共催相手が負担しない場合に限る）

(2) 講演会の打ち合わせ時における飲食の提供

【関係法規】規約第4条（提供が制限される例）第1号，施行規則第4条（自社医薬品の講演会等）第4号，運用基準（「Ⅱ　規約第4条の運用基準（提供が制限される例に関する運用基準）」，「Ⅲ　規約第5条の運用基準（提供が制限されない例に関する運用基準）」の「Ⅲ-5　自社医薬品の講演会等に関する基準」）

規約第4条第1号は，「医療機関等に所属する医師，歯科医師その他の医療担当者に対し，医療用医薬品の選択又は購入を誘引する手段として提供する金品，旅行招待，きょう応等」を，医療用医薬品の取引を不当に誘引する手段として制限している。一方で，医療担当者等に対して，飲食店等で医薬情報活動を行う場合に医療担当者等一人当たり5千円（消費税を除く）を超えない範囲で飲食の提供を行うことは，「きょう応」には該当せず，規約で制限されない（運用基準「Ⅱ　規約第4条の運用基準」）。

また，施行規則第4条第4号は，「会合に付随する華美，過大にわたらない接待は，差し支えない」としている。なお，「会合に付随する華美，過大にわたらない接待」とは，講演会等の会合における茶菓・弁当その他これに類する飲食物の提供やささやかな懇親行事を指し，接待の内容，程度が過大である場合や，会合を円滑に実施するという目的を逸脱し，接待が会合の主目的とみなされるような場合は，華美，過大な接待となり，実施できない（運用基準「Ⅲ-5　自社医薬品の講演会等に関する基準」）。「ささやかな懇親行事」とは，例えば講演会，研究会の終了後に引き続いてその会合に参加した医療担当者等に対し，同じ会場などで提供する立食パーティー等を指す（同運用基準解説）。また，懇親行事において提供する飲食は，一人当たり2万円（消費税を除く）を超えてはならない（一人単価の飲食代の算定にあたっては，懇親行事の会場費，料理・飲料代，垂れ幕代，花代，サービス料等をすべて含める。また，出席者数は，医療担当者等及び医薬品製造販売業者の関係者を含む参加予定者数となる）。

すなわち，医薬情報活動に伴う飲食に該当する場合は5千円，懇親行事に該当する場合は2万円を一人当たりの飲食金額の上限で判断することになるが，懇親行事は，あくまで会合後に行われるものとされていることに留意する必要がある。

図表2　医薬情報活動に伴う5千円を超えない飲食の提供

提供可能	提供不可
① 食事等をとりながらの面談時	① 飲食提供自体が目的
② 講演会等の役割者等との事前打ち合わせ時	② 酒，娯楽を主体とする店舗
③ 展示ブースでの簡素な飲料	③ 医療機関内への弁当持参や出前

Q9 講演会（会場使用料の肩代わり）

X社は耳鼻科領域の自社医薬品を関連テーマとした地区耳鼻科医会との共催講演会を企画している。演題，演者等について耳鼻科医会と企画段階から打ち合わせを実施しているが，開催日については年一回の耳鼻科医会総会と同じ日とした。なお，講演会の会場はイベントホールで，開始は18時からを予定している。また，16時から耳鼻科医会総会が同じイベントホールを会場として開催される予定であったため，X社の講演会場をあわせて使用してもらうことにした。会場使用料は1時間当たり2万円である。

16～18時までの耳鼻科医会の賃借料も含めて，X社が会場使用料を負担することはできるか？

共催講演会の範囲を超える費用（本事例では16～18時までの耳鼻科医会の会場使用料）を負担することは，費用の肩代わりとなり，認められない。

【関係法規】規約第3条（景品類提供の制限の原則），運用基準（「Ⅰ　規約第3条の運用基準（景品類提供の制限の原則に関する運用基準）」の「Ⅰ-1　景品類提供の原則に関する基準」）

自社医薬品の説明会における「会合費用」を医療関係者等に提供することは，「取引を不当に誘引する手段」としての景品類に当たらない。ここで，「会合費用」とは，会場借用料，会合の資料代，会合に必要な文房具等，講師等に対する相応の報酬・実費弁償としての旅費等をいう。一方で，医療機関等及び医療担当者等が本来負担すべき債務・費用等を医薬品製造販売業者が支払うことは支払いの肩代わりとなる（運用基準「Ⅰ-1　景品類提供の原則に関する基準」）。

なお，支払の肩代わりには債務の肩代わりと費用の肩代わりがあり，債務の肩代わりとは，例えば，医療機関等及び医療担当者等が書籍などを購入し，医薬品製造販売業者が代わってその代金を書店等に支払う場合，また，医療担当者の個人的飲食の債務を医薬品製造販売業者が代わって支払う場合（いわゆる"つけ廻し"）などのことを指し，費用の肩代わりとは，医療機関等及び医療担当者等が自ら負担すべき費用を医薬品製造販売業者が代わって支払うことを指す。どちらも実質的に当該医療機関等及び医療担当者等に対する金銭提供に当たるため，規約で制限されている（運用基準「Ⅰ-1　景品類提供の原則に関する基準」）。

	肩代わりの例
債務	① 医療機関等及び医療担当者等が購入した書籍などの代金を代わって書店等に支払う場合。 ② 医療担当者の個人的飲食の債務を代わって支払う場合（つけ廻し）。
費用	① 医療機関等及び医療担当者等が講演会を開催する場合に、名目的に主催者又は共催者として、本来相手方が負担すべき会合開催費用を拠出する場合。 ② 医療機関等及び医療担当者等から指定された図書等を提供する場合。 ③ 医療機関等が患者に対し提供しようとして企画したサービス・物品等を、医薬品製造販売業者が当該医療機関だけに提供する場合。 ④ 医療機関等がその本来の業務として従事者を雇用、又は委託して行うべき業務（労務）を、医薬品製造販売業者が提供する場合。

Q10　講演会（懇親行事）

X社は自社医薬品に関する講演会を企画しているが、比較的患者数の少ない領域であるため、診療している医師も限られている。また、懇親会（意見交換会）の参加者も少なく、立食形式での実施ができないため、着席で一人当たり1万2千円の飲食を提供しようと考えているが問題はないか？

なお、懇親会の参加者に公務員はいない。

懇親行事において提供する飲食は、運用基準により、一人当たり2万円（消費税を除く）を超えてはならないとされている。また、懇親行事は、基本的に立食形式で行うものであるが、参加者が少ないことなどにより立食形式での飲食提供ができないことがある。こうした場合に着席で飲食を提供する際は、講演会を名目とした飲食の提供（きょう応）との誤解を避けるため、同じ会場で提供できる一人当たりの飲食費は、通常の立食パーティーの半額程度が妥当であるとされている。

よって、本事例において、着席形式で懇親会を実施することは差し支えないものの、飲食費が参加者一人当たり1万円を超えているため、認められない。

解説

【関係法規】規約第5条（提供が制限されない例）第5号、施行規則第4条（自社医薬品の講演会等）第4号、運用基準（「Ⅲ　規約第5条の運用基準（提供が制限されない例に関する運用基準）」の「Ⅲ-5　自社医薬品の講演会等に関する基準」）

規約第5条第5号及び施行規則第4条第4号は「会合に付随する華美、過大にわたらない接待は、差し支えない」としている。ここでいう「会合に付随する華美、過大にわたらない接待」とは、講演会等の会合における茶菓・弁当その他これに類する飲食物の提供やささやかな懇親行事を指し、接待の内容、程度が過大である場合や、会合を円滑に実施するという目的を逸脱し、接待が会合の主目的とみなされるような場合は、華美、過大な接待となり、実施できない（運用基準「Ⅲ-5　自社医薬品の講演会

等に関する基準」）。

　懇親行事において提供する飲食は，一人当たり2万円（消費税を除く）を超えない額とし，一人単価の飲食代の算定にあたっては，懇親行事（立食パーティー等）の会場費，料理・飲料代，垂れ幕代，花代，サービス料等がすべて含まれる。また，出席者数は，医療担当者等及び医薬品製造販売業者の関係者を含む参加予定者数となる。

　懇親行事は，基本的に立食形式で行うものであるが，参加者が少ないことなどにより立食形式での飲食提供ができず，着席で飲食を提供する場合は，講演会を名目とした飲食の提供（きょう応）との誤解を避けるため，同じ会場などで提供できる一人当たりの飲食費は，通常の立食パーティーの半額程度が妥当である。

　なお，自社医薬品に関連する講演会等において，懇親行事とは別に食事の提供が必要な場合は，簡素な茶菓・弁当等（一人当たり3千円を超えないこと）とする必要がある（同運用基準解説）。

Q11　講演会（慰労としての飲食の提供）

　今回開催されるX社のA医薬品に関する講演会では，複数の医師による共同研究成果をY-1医師が発表する予定である。また，この共同研究に携わったY-2医師も当該講演会に出席することとなっており，プログラムにも共同研究者としてY-2医師の氏名が記載されている。
　役割を担う者として，Y-2医師を慰労会に招くことは可能か？

　自社医薬品の講演会における役割者とは，座長，研究発表・講演などを行う者と同等の役割の仕事を担っていることが必要であり，ただ単に出席して質問をした，あるいは共同研究者として出席しただけでは一般参加者とみなされ，役割を担う者には当たらない。

　本事例の場合，Y-2医師はただ単に共同研究者として当該講演会に出席するだけなので，役割を担う者には当たらず，一般参加者とみなされる。そのため，Y-2医師を慰労会に招いて飲食を提供することはできない。

【関係法規】規約第5条（提供が制限されない例）第5号，施行規則第4条（自社医薬品の講演会等）第4号，運用基準（「Ⅱ　規約第4条の運用基準（提供が制限される例に関する運用基準）」，「Ⅲ　規約第5条の運用基準（提供が制限されない例に関する運用基準）」の「Ⅲ-5　自社医薬品の講演会等に関する基準」）

　講演会等の役割者，社内研修会の講師等，会議等への参加を依頼した医療担当者等に対する慰労等を目的とした飲食提供については，通常，社会一般的に行われているものであり，規約で制限される景品類には該当しない（運用基準「Ⅱ　規約第4条の運用基準」）。また，施行規則第4条第4号では，「会合に付随する華美，過大にわたらない

接待は，差し支えない」としている。なお，「会合に付随する華美，過大にわたらない接待」とは，講演会等の会合における茶菓・弁当その他これに類する飲食物の提供やささやかな懇親行事をいい，接待の内容，程度が過大である場合や，会合を円滑に実施するという目的を逸脱し，接待が会合の主目的とみなされるような場合は，華美，過大な接待となり，実施できない（運用基準「Ⅲ-5　自社医薬品の講演会等に関する基準」）。

自社医薬品の講演会等は，一般的には自社医薬品に関する専門知識を有する医療担当者等に座長や講師等の役割を依頼し，参加者（聴講者）全員に自社医薬品に関する説明や関連する情報を提供することにある。したがって，自社医薬品の講演会における役割者とは，座長，研究発表・講演などを行う者と同等の役割，つまりすべての参加者に十分な説明や情報提供を行うという仕事を担っていることが必要であり，講演会等のプログラムに役割の記載がある者に限られる（運用基準「Ⅲ-5　自社医薬品の講演会等に関する基準」）。すなわち，ただ単に出席して質問をした，あるいは共同研究者として出席しただけでは一般参加者とみなされ，役割を担う者には当たらない。

Q12　講演会（Web講演会）

X社のMRは，Z医院のY院長に自社医薬品のWeb講演会に出席してもらうことをお願いしたが，開始時間が診療時間ぎりぎりになってしまうため，受信会場ではなく，診察室にてPCを用いて聴講してもらうことになった。なお，診察室での聴講者はY院長のみである。

Web講演会は18時から開始されるので，3千円を超えない弁当を提供したいと思うが可能か？

「1医療機関等の1医療担当者等」の場合には，運用基準「Ⅲ-5　自社医薬品の講演会等に関する基準」の講演会等に該当せず，通常の医薬情報活動と捉えられるため，茶菓・弁当は提供できない。

【関係法規】規約第5条（提供が制限されない例）第5項，運用基準（「Ⅲ　規約第5条の運用基準（提供が制限されない例に関する運用基準）」の「Ⅲ-5　自社医薬品の講演会等に関する基準」）

規約でいう講演会等の形式は，講師，演者等の役割を担う者だけでなく，聴講者として，複数の医療機関等の相当数の医療担当者等が参加する会合をいう。講演の方法としては，すべての参加者の集まる会場において，講師，演者等が口頭で行うことが基本となる（運用基準「Ⅲ-5　自社医薬品の講演会等に関する基準」）。

Web講演会は，ライブ形式であっても，演者や聴講者が見えないことから対面形式の講演会とは違った運用が求められる。Web講演会については，演者等が口頭で説明し，ライブ形式ですべての参加者と双方向でのやり取りができ，さらにその受信

会場において複数の医療機関等の相当数の医療担当者等が参加しているのであれば、規約に規定する講演会等に該当すると判断される。

一方、受信会場の参加者が「1医療機関等の相当数の医療担当者等」の場合、または「1医療機関等の1医療担当者等」の場合には、運用基準に規定する講演会等には該当しない（ただし、「1医療機関等の相当数の医療担当者等」の場合で、医療担当者等が一堂に会しているのであれば、自社医薬品の説明会に準じて茶菓・弁当等を提供することは可能である（同運用基準解説）。

図表3　Web講演会の考え方

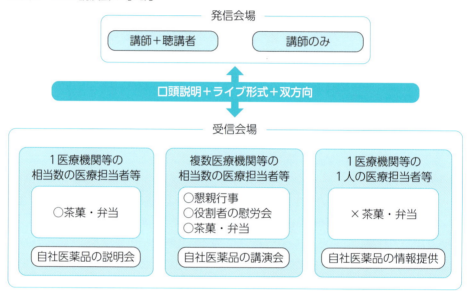

Q13　行事参加（参加費及び物品提供）

① X社のMR（MR-1）は、Z医院より、職員とMRの懇親を兼ねた忘年会開催の案内を受けた。案内状には、Bホテルにて参加費2万円（二次会費込み）と記載されている。当日は他の医療機関との忘年会があるため、MR-1は一次会のみ参加しようと考えている。参加費2万円を支払っても良いか？

② また、当該案内状には、参加費に加え、2千円程度の景品を提供するようにと書かれていた（なお、参加費が実費相当であることは確認済み）。X社のMR（MR-2）は、当日に別の予定があってこの忘年会には参加できないが、景品だけ提供することを考えている。景品だけの提供は可能か？

① 出席しない二次会の費用負担は「実費相当額を超える参加費」とみなされ、規約で制限される。本事例では、参加費に二次会の費用を含んでいることから、別途、一次会と二次会の場所、費用を明記した案内状を作成してもらい、一次会の金額が実

費相当であると確認できれば，一次会の参加費を支払って参加することができる。
② 医療機関の親睦会合に参加せずに金品の提供を行うことはできない。

(1) 一次会のみの出席

解説

【関係法規】規約第3条（景品類提供の制限の原則），施行規則第5条（少額の景品類の提供など），運用基準（「Ⅳ　施行規則第5条の運用基準（少額の景品類の提供などに関する運用基準）」の「Ⅳ-2　親睦会合に関する基準」）

次のような経済上の利益の提供は，景品類に該当する場合であっても，規約第3条の規定に違反することはない（施行規則第5条）。

① 少額で，正常な商慣習に照らして適当と認められる範囲を超えない景品類。
② 慣例として行われる親睦の会合に際して提供する社会通念上華美，過大にわたらない贈答，接待。
③ 慣例として行われる自己又は医療機関等の記念行事に際して提供する社会通念上華美，過大にわたらない贈答，接待。

製薬企業のMRが医療機関等の主催する親睦の会合に参加する際には，実費相当額の参加費を支払って参加するのであれば，本来景品類に当たらず規約で制限されない。しかし，「実費相当額を超える参加費」や「実態のない参加費」などの名目的な参加費の支払いは規約で制限される。したがって，事前に行事の内容を確認できる案内状等を入手することが必要となる。なお，参加する際の留意点は次のとおりである（運用基準「Ⅳ-2　親睦会合に関する基準」解説）。

① 案内状等で参加費の妥当性（開催場所・内容に照らして実費相当額であること）であることが確認できること。
② 院内ルールで許容されていること。
③ 名目的でなく実質的な参加であること。
④ 領収書が発行できること。

(2) 景品の提供

【関係法規】規約第4条（提供が制限される例）第1号，施行規則第5条（少額の景品類の提供など）第2号，運用基準（「Ⅳ　施行規則第5条の運用基準（少額の景品類の提供などに関する運用基準）」の「Ⅳ-1　少額・適正な景品類に関する基準」，「Ⅳ-2　親睦会合に関する基準」）

医療機関等の主催する親睦の会合とは，医療機関等や院内組織が組織全体で行うものをいう。これらの会合は医療担当者等の相手方組織内部の親睦を目的として実施されるものであるので，施行規則第5条第2号に規定する「親睦の会合」には当たらない。したがって，これらの会合に対しては名目のいかんを問わず金品を提供することはできない。また，医療担当者等の個人的な集まりや同好会などの私的グループが行う会

合も「親睦の会合」には当たらないため、これらの会合に対しても金品を提供することはできない（運用基準「Ⅳ-2　親睦会合に関する基準」解説）。

「親睦の会合」において、金品を持参して参加する場合、経費援助（行事協賛）に当たるような物品提供は規約で制限されるが、参加者全員が社会常識からみて妥当な額、内容の物品を平等に持参する場合は、規約で制限されない。ただし、「親睦の会合」に参加しない場合には、金品を提供することはできない。

Q14　アドバイザリー会議

X社は、新薬の発売に伴い、全国の約50ヵ所でアドバイザリー会議を企画している。参加者はX社の各支店単位で患者が多いクリニックから医師約30名をアドバイザーとして選定し、講演は当該新薬の治験担当医師に依頼している。60分の講演の後、30分の参加者による討議を行い、会議終了後は意見交換会を開催する予定である。

X社は、演者、座長に加え、参加者にも助言に対する報酬として一人当たり1万5千円の謝礼を提供しようと考えているが、問題はないか？

アドバイザリー会議の目的は、専門的知識を有する者からアドバイスをもらうことであり、参加者の選定においても、その会議の目的に合致した者を選定しなければならず、その選定も専門的知識のある者が担当すべきである。本事例の場合、次の点に問題があり、実施できない。

① 参加者をX社の各支店単位で選定していること。
② 参加者選定基準が「患者が多いクリニック」だけでは選定の基準が不明確であること。
③ 一回の会議で選定したアドバイザーが30名と多く、目的を達成するための妥当な人数とはいえないこと。
④ 時間配分、参加人数から考え、アドバイザリー会議の目的に合致していないこと。
⑤ 参加者全員に謝礼が支払われること。

(1)　規約による制限

【関係法規】規約第4条（提供が制限される例）第1号、運用基準（「Ⅱ　規約第4条の運用基準（提供が制限される例に関する運用基準）」）

医療担当者等に対し医療用医薬品購入を誘引する手段として提供する金品、きょう応等は、規約で提供が制限される景品類に該当する（規約第4条第1号）。景品類に該当しない金品、例えば、講演、執筆、調査・研究、医薬品製造販売業者が組織的に開催する会議等への参加を依頼した仕事上の報酬・費用として支払う金銭等（業務の内容に比して著しく高額な場合を除く）は、規約第4条第1号の金品には該当せず、規

約で制限されない。医薬品製造販売業者が組織的に開催する会議等とは，次のような会合を指し，これらの会合の参加者に対する相応の報酬及び費用を支払うことは規約で制限されない（運用基準「Ⅱ　規約第4条の運用基準」）。

> ①　運用基準（「Ⅲ　規約第5条の運用基準（提供が制限されない例に関する運用基準）」の「Ⅲ-4　調査・研究委託に関する基準」）に基づく研究委託に係る会合
> ②　講演会等の世話人会（医薬品製造販売業者が開催する講演会等の企画，運営について，医療担当者等に提案や助言を求めることを目的とする会合）
> ③　アドバイザリー会議（医薬品製造販売業者が医療担当者等に自社医薬品等に係る情報や助言の収集，意見交換等を目的とする会合）
> ④　座談会（医薬品製造販売業者が自社医薬品に関する説明用資材等を作成することを目的として医療担当者等に参加を依頼し，開催する会合）

アドバイザリー会議の企画，開催にあたっては，取引を不当に誘引する手段としての金品の提供とならないよう，次の事項に留意すること（同運用基準解説）。

> ①　適切な場所及び会議の目的に照らして適切な開催方法であること。
> ②　会議の成果物，会合企画書，業務の委受託契約書，招聘状，議事録，報酬の領収書等の証憑が保管されていること。
> ③　会合企画書に，会議の目的，正当な必要性，目的に合致した参加者の選定基準，参加者選定の要件を充たす責任者，目的を達成するために妥当と判断される参加者の必要数等が記載されていること。
> ④　各参加者との業務委託契約書に，業務の目的，内容，報酬等が記載されていること。
> ⑤　議事録に，会議の参加者ごとの発言要旨が記載されていること。

(2)　製薬協コードにおける制限

> 【関係法規】製薬協コード（「8.　業務委託」）

製薬協コードでは「8.　業務委託」において，次のように規定している。

> 　会員会社は，研究者，医療関係者，医療機関，患者団体等に対し，研究，臨床試験，製造販売後調査，コンサルタントおよびアドバイザー，会議への参画，講演会等での座長や講演，研修講師等の業務を委託し，報酬，費用等を支払うことができる。ただし，これら業務の委託にあたっては契約を交わし，当該契約は以下の基準をすべて満たさなければならない。
> ①　業務の目的および業務に対する報酬，費用等の支払根拠を明記した書面による契約を交わすこと。
> ②　業務を委託する前に業務に対する正当な必要性を明確に特定すること。
> ③　業務の委託先は，特定された必要性に直接関連しており，また，その業務の

提供に必要な専門知識を有していること。
④　業務を委託する人数は，特定された必要性を達成するのに妥当な人数であること。
⑤　特定の医薬品の処方，購入，推奨等を誘引するものでないこと。
⑥　業務に対する報酬は，委託した業務の対価として妥当であること。

Q15　社内研修会

　X社では自社製品の臨床経験が豊富な医師をターゲットとし，同じテーマで社内研修会を毎週開催している。また，特に自社製品の処方量が多い医師に対しては，テーマを変えたうえで社内研修会を毎月開催し，当該研修会終了後には慰労会を設けている。
　これらの行為に問題はないか？

　同じテーマで頻繁に研修会を実施することや，同じ医師を頻回にわたって社内講師として依頼することは，主目的が慰労会とみなされるため，規約で制限され，実施できない。

解説

【関係法規】　規約第4条（提供が制限される例）第1号，運用基準（「Ⅱ　規約第4条の運用基準（提供が制限される例に関する運用基準）」）

　「医療機関等に所属する医師，歯科医師その他の医療担当者に対し，医療用医薬品の選択又は購入を誘引する手段として提供する金品，旅行招待，きょう応等」は，規約で提供が制限される景品類に該当する（規約第4条第1号）。社内研修会の講師等，会議等への参加を依頼した医療担当者等に対する慰労等を目的とした飲食提供については，通常，社会一般的に行われているものであり，規約で制限される景品類には該当しない（運用基準「Ⅱ　規約第4条の運用基準」）。ただし，その飲食提供が華美，過大となる場合には，「医療用医薬品の選択又は購入を誘引する手段として提供するきょう応」に該当し，規約で制限される。具体的には，慰労目的の飲食提供が一人当たり2万円を超え，または酒，娯楽の提供が主体の店舗で行われる場合は「医療用医薬品の選択又は購入を誘引する手段として提供するきょう応」に該当する（同運用基準解説）。
　なお，社内研修会に医療関係者を講師として依頼する場合には次の考え方に基づいて実施すべきである（同運用基準解説）。

①　社内研修会とは，医薬品製造販売業者がMR等の知識・技能の向上を目的として開催する社内の研修会である。
②　講師を依頼した医療担当者等に対する金銭や飲食の提供が目的と誤解される

第5章　検討すべき問題事例（Q&A）　103

ことのないように，医薬品製造販売業者による組織的な企画であり，社内研修会の実質を備えていることが必要である。
③　合理的な理由があれば，複数の医療担当者等に講師を依頼することも考えられるが，研修の目的が遂行できる最小限の人数，頻度にとどめる。
④　主目的である研修の趣旨が損なわれないような場所で開催する必要があり，通常は医薬品製造販売業者の事業所，講師である医療担当者等の所属する医療機関，それら以外の場所で行う場合は，公共の会議室やホテルの会議室等，一般的に会議場と認められる会場で開催する。

Q16　贈呈品

①　X社のMRは，日頃からお世話になっているY医師の結婚記念日にサプライズでお祝いをしたいと考え，1万円の胡蝶蘭を送った。
②　また，当該MRは毎月帰省しているが，帰省のたびにX医師がお気に入りの地元の日本酒を「お土産です」と称して渡している。
これらの行為に問題はないか？

①　結婚記念日，誕生日祝い等，毎年または定期的に発生するイベントは，運用基準によって物品の提供が認められる「慶弔」には該当せず，認められない。
②　社会的儀礼として行われる中元・歳暮，上司等が訪問する際の手土産等の提供は規約で制限されないが，MRの通常の活動の中で，担当する医療機関等及び医療担当者等に手土産等を提供する行為は，社会的儀礼には該当しない。加えて，医療機関等及び医療担当者等に頻回・大量に提供する場合は，不当な取引誘引手段として規約で制限されるところであり，毎月の手土産の提供は頻回の提供にあたるので，認められない。

(1)　規約による景品類提供の制限

【関係法規】規約第3条（景品類提供の制限の原則），施行規則第5条（少額の景品類の提供など），運用基準（「Ⅰ　規約第3条の運用基準（景品類提供の制限の原則に関する運用基準）」の「Ⅰ-1　景品類提供の原則に関する基準」，「Ⅳ　施行規則第5条の運用基準（少額の景品類の提供などに関する運用基準）」の「Ⅳ-1　少額・適正な景品類に関する基準」）

1)　規約及び施行規則
　医薬品製造販売業者は，医療機関等に対し，医薬品の取引を不当に誘引する手段として，景品類を提供してはならない（規約第3条）。ただし，次のような経済上の利益の提供は，景品類に該当する場合であっても，規約で制限されない（施行規則第5条）。

> ① 少額で,正常な商慣習に照らして適当と認められる範囲を超えない景品類
> ② 慣例として行われる親睦の会合に際して提供する社会通念上華美,過大にわたらない贈答,接待
> ③ 慣例として行われる自己又は医療機関等の記念行事に際して提供する社会通念上華美,過大にわたらない贈答,接待

2) 運用基準「Ⅰ-1 景品類提供の制限の原則に関する基準」

社会的儀礼として行われる金品の提供は,取引を不当に誘引する手段にあたらず,本来は規約が制限する景品類の提供とはならない。しかし,社会的儀礼行為にかこつけた過大な金品の提供行為がなされるおそれもあるため,次のような一定の制限がある。

① 親睦や慰労等の会食,娯楽等

ビジネス社会においては,社会的儀礼として親睦や慰労等の会食(飲食),娯楽等が行われているが,それらは,本来は景品類に該当せず,原則として規約で制限されない。ただし,その内容・程度が華美,過大となる場合には,不当に取引を誘引する手段としての「きょう応」にあたり,規約で制限される。

② 慶弔

慶事(叙勲祝,結婚祝等),弔事,見舞い,餞別などは,社会的慣例として行われるものであり,製薬企業が直接関係する医療担当者等の本人または本人の関係者の慶弔については,社会通念上華美,過大にわたらない範囲であれば規約で制限されない。ただし,その提供にあたっては,慶弔に名を借りて金品の提供を行い,また,慶弔をプロモーションの手段としてはならない。

なお,毎年または定期的に発生する結婚記念日,誕生日祝等については「慶弔」には該当せず,金品の提供は認められない。また,学会等に出席のため,ごく短期間海外出張する医療担当者等に対して金品を提供するようなことは,餞別と称しても慶弔には該当せず,認められない(同運用基準解説)。

③ 中元・歳暮等

社会的儀礼として行われる中元・歳暮,上司等が訪問する際の手土産等の提供は,正常な商慣習に照らして適当と認められるものであり,規約で制限されない。ただし,その内容,程度が華美,過大なものは,不当に取引を誘引する手段とみなされるため規約で制限される。なお,MRの通常の活動の中で,担当する医療機関等及び医療担当者等に手土産等を提供する行為は,ここでいう社会的儀礼には該当しない(同運用基準解説)。

図表4　個人の慶事の考え方

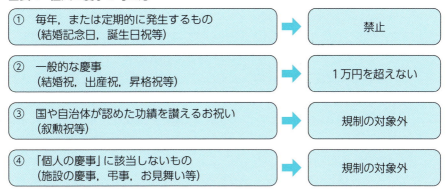

3)　運用基準「Ⅳ-1　少額・適正な景品類に関する基準」

施行規則第5条第1号の「少額で，正常な商慣習に照らして適当と認められる範囲を超えない景品類」とは，次の各要件を備えた物品またはサービスをいう。

① 社会通念上少額と認められる物品又はサービスであること。この判断にあたっては，その単価が市価でみて3千円程度までを目安とする。
② 金銭代替性がないこと。商品券，図書カードなどのような，物品又はサービスの提供を目的とするプリペイドカードは，金銭代替性があるものとして取り扱う。
③ 医薬品製造販売業者としての倫理からみて問題がないこと。販促手段として計画的，継続的に提供しないこと。
④ 関連法規等で制限されていないこと。
⑤ 規約，施行規則及び運用基準の他の規定で制限されていないこと。
⑥ その他不当な取引誘引手段にならないこと。医療機関等及び医療担当者等に頻回・大量に提供する場合は，不当な取引誘引手段になるものとして取り扱う。

(2)　製薬協コード及びIFPMAコードによる制限

【関係法規】製薬協コード（「9．物品・金銭類の提供」），IFPMAコード（「7.5.1.1　贈り物の禁止」）

規約は，不当な顧客の誘引を防止し，一般消費者による自主的かつ合理的な選択及び事業者間の公正な競争を確保することを目的として規定されたものであるが，物品の提供については，さらにプロモーションコードにおいて，「製薬企業としてふさわしい物品の提供とは何か」という観点から規制がなされている。

製薬協コード「9．物品・金銭類の提供」は，「会員会社は，研究者，医療関係者，医療機関等および患者団体や卸売業者の医療界全体におけるステークホルダーの意思決定に不適切な影響を与えるような物品や金銭類は直接・間接を問わず提供しない。また，上記に該当しない場合であっても医薬品の品位を汚すような物品や，社会の理解，納得を得られ難いような物品や金銭類を提供しない」と規定している。

IFPMAコードでは「企業と医療関係者の交流は、患者に利益をもたらし、医療を高めることを目的とすべき」としており、「7.5.1.1　贈り物の禁止」において「医療関係者（直接、および診療所や施設を通じる場合に関わらず）の個人的な利益となる贈り物（スポーツ、娯楽チケット、電子機器、社会的儀礼の贈り物など）の提供は禁止されている。現金、現金同等物または個人的な労務の提供または提案も禁止されている」と規定している[*2]。

また、IFPMAコードは、「7.5.1.2　プロモーション用補助物品」において、処方医薬品のプロモーションに関連してプロモーション用補助物品を医療関係者に提供または提案することを禁止している。なお、本条項に関するIFPMAコード中のQ&A「14. プロモーション用補助物品」では、ペンやメモ帳の配布はできる（ただし、企業主催または第三者が開催するイベントにおいて、廉価かつ企業名のみの掲載であり、イベント開催に必要な量のみが配布される場合に限る）ものの、付箋紙（例：ポストイット）、マウスパッド、カレンダー等の配布については禁止となっている。

Q17　寄附（寄附の要件）

X社に対し、Z学会から寄附依頼が送付されてきた。予算書を確認すると支出の欄には懇親会費100万円と、コーヒー・ケーキ代で20万円と記載されている。また、収入の欄には、会費80万円、寄附金100万円、広告料50万円の他に懇親会費30万円と記載されている。
当該寄附依頼に対応して問題はないか？

収入の部		支出の部	
会費（8千円×100名）	800,000	会場費	1,300,000
広告料	500,000	印刷費	500,000
繰越金	700,000	懇親会費	1,000,000
寄附金	1,000,000	コーヒー・ケーキ代	200,000
懇親会費（3千円×100名）	300,000	その他（事務経費）	300,000
合計	3,300,000	合計	3,300,000

学会等への寄附は団体に対する寄附にあたるが、それが学会等の会合開催に際し、参加する医療担当者の個人費用（専ら参加する会員個人が自己の費用として負担すべき費用）の寄附に当たる場合は、債務・費用の肩代わりとなるため、寄附を拠出することはできない。

[*2] 近時のIFPMAコードの改定（2019（平成31）年1月実施）前までは、当該国の法律及び慣習により認められる場合は、医療活動に関連しない手頃な価格の贈り物を、重要な、国民的、文化的または宗教上のイベントに、ごく稀な頻度で医療関係者等に提供することは可能（弔慰金など）であるという例外が設けられていたが、この改定によって当該例外が削除され、IFPMAコード上においては贈り物が全面禁止となった。

本事例の場合，会費収入は合計で110万円（会費80万円，懇親会費30万円），個人費用は合計で120万円（懇親会費100万円，コーヒー・ケーキ代20万円）となっており，個人費用10万円を肩代わりすることになるため，寄附金として援助することはできない。

> **解説**
>
> 【関係法規】規約第3条（景品類提供の制限の原則），運用基準（「Ⅰ　規約第3条の運用基準（景品類提供の制限の原則に関する運用基準）」の「Ⅰ-2　寄附に関する基準」）

(1) 原則

寄附が規約第3条で制限される景品類の提供に該当するか否かは，運用基準の「Ⅰ-2 寄附に関する基準」に基づき判断される。

一般的に「寄附」とは，取引に関係なく無償で金品を提供することをいい，協賛金，賛助金，援助金その他名称のいかんを問わず，取引誘引の手段として行われる景品類の提供とは結びつかないものである。しかしながら，製薬業界の寄附の実態をみると，医療用医薬品の取引に付随しているものがあることは否めない。したがって，医療用医薬品の取引に付随する寄附は，景品類の提供としての判断が必要となる。

(2) 寄附の規約上の考え方

寄附が形式的に無償とされていても，事実上，「寄附の見返りとして，医療用医薬品の購入に関する有利な取扱い」など，寄附者である医薬品製造販売業者側の利益が約束されている場合や，「社会通念を超えて過大となるような寄附の要請に応じること」等，医薬品製造販売業者が取引への影響を考慮して寄附に応じる場合等は，取引を不当に誘引する手段として規約で制限される。例えば「医薬品製造販売業者ごとに定められた目標額等の要請に応じること」，「医薬品製造販売業者が要請を拒否すれば不利益な取扱いをする旨を（医療担当者等から）示唆され，これに応じること」などが該当する。

(3) 医療機関等及び医療担当者等に対する寄附金

医薬品製造販売業者が医療機関等及び医療担当者等に対して拠出する寄附金は医療用医薬品の取引に付随するが，医療機関等への金銭提供であっても，医学・薬学等の研究，講演会等に対する援助であれば，製薬業界の正常な商慣習に照らして適当と認められる範囲内であり，医療用医薬品の取引を不当に誘引する手段には当たらず，原則として規約で制限されない。一方，医療機関等が自ら支出すべき費用の肩代わりとなるものなどは，取引を不当に誘引する手段として行われる景品類の提供に該当し，規約で制限される。

医療機関等及び医療担当者等に対する寄附金について，医療用医薬品の取引を不当に誘引する手段となるもの及び不当に誘引する手段とはならないものの類型を例示すると，次のようになる。

1) 拠出が制限される寄附金
① 医療機関等が自ら支出すべき費用の肩代わりとなる寄附金

医療機関等が自ら支出すべき費用の肩代わりとなる物品の購入，施設の増改築，経営資金の補填その他当該医療機関等自身の利益のための使用に充てられる寄附金である場合は，医療用医薬品の取引を不当に誘引する手段としての金銭提供に該当し，規約で制限される。

② 医療機関等が行う通常の医療業務に対する寄附金

医療機関等が行う通常の医療業務としての行為は，その行為に対する報酬を得ているか，あるいは，その費用は医療機関等が自ら支出すべきものに該当する。したがって，医薬品製造販売業者がその費用を負担することは，医療機関等に対する取引を不当に誘引する手段としての金銭提供となる。

③ 寄附者である医薬品製造販売業者側の利益が約束されている場合

形式的に無償とされていても，事実上，「寄附の見返りとして，医療用医薬品の購入に関する有利な取扱い」など，寄附者である医薬品製造販売業者側の利益が約束されている場合が該当する。

④ 割当て・強制となる寄附の要請に対して，医薬品製造販売業者が取引への影響を考慮して寄附に応じる場合

⑤ 社会通念を超えて過大となるような寄附金

2) 拠出が制限されない寄附金

① 研究活動への寄附金

本来，医療機関等及び医療担当者等が研究を行う目的は医学・薬学の進歩のためであり，当該医療機関等及び医療担当者等の利益のためではない。したがって，医薬品製造販売業者が拠出する研究に対する援助としての寄附金は，その研究の過程に医療機関における臨床研究が含まれていたとしても，規約で制限されない。ただし，自社医薬品に関する臨床研究への金品の支援は，医薬品製造販売業者が当該研究に対して何らかの利益を受けることを期待して実施するものと考えられることから，無償で提供する金品とはいえず，また，直接的な処方誘引につながるおそれも否定できないことから，これらを寄附で行うことは，規約で制限される。この場合は，運用基準の「Ⅲ-4　調査・研究委託に関する基準」に照らして判断する。

② 講演会等への寄附金

医療機関等が行う講演会等は，医学・薬学の知識の普及や公衆衛生の向上が目的であり，当該医療機関等の利益を目的としたものではない。したがって，医療機関等が行う講演会等に対する援助としての寄附は，次に該当する場合には，医療用医薬品の取引を不当に誘引する手段には当たらず，規約で制限されない。

❶ 当該医療機関等以外の医療担当者に対する講演会等への寄附金

医療機関等が当該医療機関等以外の医療担当者に対して広く参加の機会を提供して行う研究成果の発表，講演会等への寄附金は，医療用医薬品の取引を不当に誘引する手段には当たらず，規約で制限されない。

❷ 一般人を対象として行う講演会等への寄附金

医療機関等が一般人を対象として，病気の予防，衛生知識の普及，公衆衛生の向上等を目的として行う講演会等への寄附金は，医療用医薬品の取引を不当に誘引する手段には当たらず，規約で制限されない。

③ その他取引を不当に誘引する手段とは認められない寄附金
- ❶ 地方自治体が病院を誘致する場合
- ❷ 大学の周年事業に附属病院の増改築が含まれる場合
- ❸ 医学部の周年事業, 記念事業への寄附
- ❹ 大学の医学部等への医療用医薬品の無償提供
- ❺ 大学内奨学基金, 教育・養成目的の寄附金

(4) 団体に対する寄附金

1) 団体に対する寄附金の原則

団体に対する寄附金について, 運用基準の「Ⅰ-1　景品類提供の原則に関する基準」では,「医療機関等の施設を会員とする団体又は医療担当者等個人を会員とする学会等の団体であっても, その団体自体は, 規約第3条でいう『医療機関等』に当たらない。したがって, これらの団体に対する景品類の提供は, 原則として医療機関等及び医療担当者等に対する景品類の提供に当たらない」としている。しかしながら, これらの団体は医療機関等または医療担当者等個人を会員としていること及び寄附要請が医療担当者等からなされることにより, これらの団体に対する寄附は, 取引付随性が否定できない。したがって, これらの団体への寄附金拠出に際して, 寄附本来の趣旨を逸脱して, 個々の医療機関等及び医療担当者等に対する医療用医薬品の取引を不当に誘引する手段となる場合は, 規約で制限される。

団体には, 運用基準でいう団体性が認められる組織と, それが認められない組織がある。したがって, 医療機関等及び医療担当者等とは別個の団体であるかどうかを,「団体性の判断基準」[*3]により判断する。

また, 団体に対する寄附には学会等の会員を対象とした会合開催に対するものと, 学会等のそれ以外の活動に対するものがある。医療機関等及び医療担当者等とは別個と認められた団体に寄附金を拠出するにあたっては, 募金趣意書等を事前に入手し, 募金の目的が当該団体等の事業目的に合致しているかなどを確認するとともに, 活動内容や活動資金（適正な会費等）等によりその団体が適正に運営されていることを確認する。ただし, 団体の活動内容に, 自社医薬品を指定して実施する臨床研究が含まれる場合, 当該研究への金品の支援は, 医薬品製造販売業者が当該研究に対して何ら

[*3] 組織が医療機関等及び医療担当者等とは別個の団体であると認められるためには, 次の要件を充たさなければならない。
① 異なる医療機関等に所属する多数の医療担当者等の組織, あるいは主として医療担当者等以外の者の組織に医療担当者等が関与している場合であって, 単に親睦や娯楽を目的とする組織ではなく, 他の明確な目的を有した組織であること。
② 会則等の組織規定, 総会等の意思決定機関を持ち, 会長, 代表幹事等の代表者の定めがあること。
③ 独立会計を行っていること（会費を徴収し, その他の収入, 運営費用の支出等に関する財務・会計の規定を持ち, 会員個人及び会員の所属する各医療機関等とは別個独立の経理を行い, 収入は専ら組織の運営・維持のために用いられること）。
④ 明確な事業計画を有し, 定例的に事業目的に則った活動が行われること。
⑤ 医療担当者等の所属する医療機関等の通常の医療業務や医療機関等の広告・宣伝, 受診勧誘を目的とする組織でないこと。
⑥ 医療機関等が所属する医療担当者等のための研修と同様の内容を行う組織でないこと。
⑦ 参加医療担当者等の医学知識・医療技術・その他関連知識等の修得・向上の共同研修を主目的とする組織でないこと。

かの利益を受けることを期待して実施するものと考えられることから、無償で提供する金品とはいえず、また、直接的な処方誘引につながるおそれも否定できないことから、これらを寄附で行うことは、規約で制限される。この場合は、運用基準の「Ⅲ-4 調査・研究委託に関する基準」に照らして判断する。

2）学会等の会員を対象とした会合開催に対する寄附

　学会等の会合開催に際し、参加する医療担当者等の個人費用（専ら参加する会員個人が自己の費用として負担すべき費用：交通費、宿泊費、懇親会費、弁当代等）に対する寄附は、債務・費用の肩代わりとなるため、寄附を拠出することはできない。そのため、趣意書（内容例：団体等の名称、開催日時、開催場所、開催目的・内容・プログラム、募金する理由、参加人員、寄附金振込先、担当事務局）、収支予算書、学会等の組織、役員名簿を事前に入手し、会合開催費用（個人費用を除く）の過半が自己資金で賄われていることを確認する必要がある。なお、寄附金を拠出した場合は、当該会合終了後に決算報告書を入手し、拠出した寄附金が適正に使用されたことを確認する必要がある。

Q18　寄附（一般人を対象とした講演会への寄附）

　Z病院では市民のために行う市民公開講座を企画しており、X社にも寄附依頼があった。Z病院のホームページを見ると、診療内容、外来時間等のお知らせとともに当該公開講座のお知らせが掲載されており「参加は自由」となっていた。なお、この地域の新聞や自治体の公報には当該公開講座のお知らせはしていないとのことであった。

　このような会合に対して寄附は可能か？

　一般人を対象とした講演会への寄附は禁止されていないが、本事例のように医療機関のホームページに開催案内を掲示しているだけでは、広く一般人に参加を呼びかけていることにはならないため、実施できない。一般的に医療機関が開設するホームページの内容は、主に自己の施設の診療内容、設備等の案内であり、いわゆる広告・宣伝を目的として開設されているため、受診勧誘、広告・宣伝目的ではないとみなされるためには、「地方自治体等の公報や新聞記事等により、広く一般住民に参加を呼びかけていること」等が必要になる。

解説　【関係法規】規約第3条（景品類提供の制限の原則）、運用基準（「Ⅰ　規約第3条の運用基準（景品類提供の制限の原則に関する運用基準）」の「Ⅰ-2　寄附に関する基準」）

　医薬品製造販売業者は、医療機関等に対し、医療用医薬品の取引を不当に誘引する手段として、景品類を提供してはならない（規約第3条）。ただし、医療機関等が一般人を対象として、病気の予防、衛生知識の普及、公衆衛生の向上等を目的として行う

講演会等への寄附金は，医療用医薬品の取引を不当に誘引する手段には当たらず，規約で制限されない。ここで対象となる講演会とは，医療機関等が行う講演会等のうち，地域社会の公衆衛生の向上を目的とするものをいう。

規約で制限されない一般人を対象とした講演会とみなされるためには，次の点に留意する必要がある。

> ① 内容が病気の予防，衛生知識の普及，公衆衛生の向上等を目的とした講演会等であること（遊び，サービスが中心である場合は不可）。
> ② 医療機関等の報酬の対象に含まれていないこと，または収益を得ることを目的としていないこと。
> ③ 地方自治体等の公報や新聞記事等により，広く一般住民に参加を呼びかけていること。
> ④ ポスター・チラシ等は，医療機関等の受診勧誘，広告・宣伝が目的であると誤解されるものでないこと。

Q19 広告

> X社は，Z大学病院から，待合室の椅子とテレビを新調しようとしているという話を聞いた。そこでX社は，椅子とテレビそれぞれに自社の社名を小さく記載してもらい，それらの購入代金と同額の広告料をZ大学病院へ支払った。
> この行為に問題はないか？

本来，医療機関等が自ら費用を負担して調達すべき設備，物品の経費を，製薬企業が肩代わりするために，形式的に製薬企業の社名等を設備，物品に記載し，広告料という名目で医療機関等へ金銭を支払うことは，広告宣伝の対価の支払いとは認められない。

本事例における待合室の椅子やテレビは，Z大学病院が自費で調達すべきものであり，形式的にX社の社名を小さく記載したとしても，広告宣伝の対価とは認められず，景品類の提供の制限に抵触するため，認められない。

> 【関係法規】規約第3条（景品類提供の制限の原則），運用基準（「Ⅰ　規約第3条の運用基準（景品類提供の制限の原則に関する運用基準）」の「Ⅰ-1　景品類提供の原則に関する基準」）

医薬品製造販売業者は，医療機関等に対し，医療用医薬品の取引を不当に誘引する手段として，景品類を提供してはならない（規約第3条）。ただし，広告料は，広告宣伝という役務の対価として支払う金銭であり，それ自体は景品類に該当しない。そのため，製薬企業が医療機関に対して，広告料として相応の対価を支払うことは規約で

制限されない。一方,「広告料」という名目であっても,広告宣伝の対価という範囲を超えて提供される金銭は規約の制限を受ける(運用基準「Ⅰ-1　景品類提供の原則に関する基準」)。

　医療機関等ないし医療担当者等が作成して配布する機関誌,研究誌,名簿等に,製薬企業が広告(社名広告を含む)を掲載し,その広告料として相応の対価を支払うことは景品類提供に当たらず,規約で制限されない。ただし,広告を掲載する対象媒体が,医療機関等が独自に作成したものであり,また,その配布対象が当該医療機関等に所属する医療担当者等及びその他の従業員に限られ,当該医療機関の施設内で専ら使用されるような場合(院内医薬品集,職員名簿等),当該媒体は広告媒体とは認められず,当該媒体への広告の掲載の対価として金銭を支払うことは,規約によって制限されるため認められない。なお,掲載する広告の内容は,医薬品等適正広告基準に適合するものでなければならない。

　医療機関等が病気の治療及び予防の教育用に作成し,患者や健康診断受検者等,多数の者に配布・展示する印刷物,スライドその他の広報用資材に広告を掲載し,その広告料として相応の対価を支払うことは,景品類の提供に当たらず,規約で制限されない。

　しかしながら,本来医療機関等が自ら費用を負担して設置すべき設備,物品(病院案内,待合室の椅子,テレビなど)について,製薬企業がそれらの費用を肩代わりするために,形式的に自社の社名等をそれらに記載し,広告料という名目でそれらの費用を支払うことは認められない。

Q20　労務提供

　X社が取引している病院の外科部長が,所属するZ学会の「第○回Z学会学術大会」の学会長を務めることになり,同病院に事務局が設置された。X社のMRは,事務局から当該学会会合当日の学会場における労務提供を依頼され,趣意書を渡された。
　趣意書には,1社1〜2名で,労務の内容は「会場係,受付係,OA機器類の操作等」とあり,また,事務局からX社に対して,PCによる演者の発表資料の投影をお願いしたい旨の連絡があった。
　この依頼に応じて良いか？

　OA機器類の操作は簡易な作業には当たらず,過大な労務提供に当たるため,当該依頼を引き受けることはできない。

【関係法規】規約第2条(定義)第5項第4号,運用基準(「Ⅰ　規約第3条の運用基準(景品類提供の制限の原則に関する運用基準)」の「Ⅰ-1　景品類提供の原則に関する基準」,「Ⅰ-2　寄附に関する基準」)

(1) 景品類提供の原則に関する基準による制限

規約第2条第5項第4号は，「景品類」に該当するものとして，「便益，労務その他の役務」を例示している。「便益，労務その他の役務」には，引越しの手伝い，医薬品製造販売業者の宿泊施設等の無償利用等が該当する。なお，その内容が過大である場合（例：海外旅行のガイドなど），またはその行為が組織的，継続的である場合などは，規約で制限される。労務提供の大小については，基本的にその便益，労務の程度が通常の手段で委託（それを業とする業者に委託）した場合等に支払われる正当な価格に基づいて判断する（運用基準「Ⅰ-1 景品類提供の原則に関する基準」）。また，情報端末機器を人数分揃えて貸与すること，医薬品製造販売業者の社員が同席してOA機器等を操作することは，過大な便益，労務の提供に当たる（同運用基準解説）。

(2) 寄附に関する基準による制限

学会会合に際しての労務提供は，学会自体は医療機関等ではないので規約で制限されない。しかし，学会に際しての労務提供は，医療機関等及び医療担当者等を通じて要請されることが多いので，取引誘引の手段と誤解されないよう，次の基準を設けている。

> ① 提供人数：1社，1日当たり1～2名を目安とする。
> ② 提供の場所：当該支部の区域内を原則とする。
> ③ 労務の内容：手伝い程度の簡易な作業とする（OA機器類の操作，会費徴収等金銭を扱う業務は簡易な作業には当たらない）。
> ④ 提供会社：複数社で対応する。
> ⑤ 労務の肩代わり：労務に代わる金銭提供はしない。
> ⑥ 労務の強制：労務が強制的とみられる場合は支部で対処する。
> ⑦ 提供の手続き：労務提供に関する手続きを遵守する。

Q21 試用医薬品

X社では，毎月重点品目を決めて集中プロモーションを行っている。今月は抗アレルギー剤のA医薬品の集中月間である。ターゲット医療機関のうち，A医薬品が未採用となっている医療機関に対しては，MRが訪問時に製剤見本と製品情報概要の袋詰を提供することとした。
過去にも製剤見本を提供した医療機関ではあるが，今回のプロモーションのように訪問のたびに同じ医師へ製剤見本を提供することに問題はないか？

購入を誘引する手段として，自社の医薬品を反復提供することは規約において制限されており，当該医薬品の未採用先であっても，訪問のたびに製剤見本を提供することはできない。また，製品説明も行わず，単に製剤見本を提供することも認められない。

(1) 規約による試用医薬品の提供の制限

> 【関係法規】規約第5条（提供が制限されない例）第3号，施行規則第2条（試用医薬品提供基準），運用基準（「Ⅲ　規約第5条の運用基準（提供が制限されない例に関する運用基準）」の「Ⅲ-3　試用医薬品に関する基準」）

　規約第5条第3号は，規約で制限されない景品類または経済上の利益の提供として，「施行規則で定める基準による試用医薬品の提供」を例示している。また，施行規則第2条は，試用医薬品の提供基準の概要を定めており，詳細は運用基準の「Ⅲ-3　試用医薬品に関する基準」において規定されている。

1）　試用医薬品の区分及び定義

　無償提供が認められる試用医薬品には，「製剤見本」と「臨床試用医薬品」がある。「製剤見本」とは，医療担当者等が当該医療用医薬品の使用に先立って，剤形及び色，味，におい等，外観的特性について確認することを目的とするものをいう。「臨床試用医薬品」とは，医師が当該医療用医薬品の使用に先立って，品質，有効性，安全性，製剤的特性等について確認，評価するために臨床試用することを目的とするものをいう。すなわち試用医薬品とは，「製剤見本」ないし「臨床試用医薬品」に該当するものに限り，一定の基準（提供基準）に従うことでその提供が認められる。なお，商品として製造された医薬品（市場に流通している医薬品）の試用医薬品への転用や，「製剤見本」ないし「臨床試用医薬品」の相互の転用は規約で制限される。

2）　提供基準（運用基準「Ⅲ-3　試用医薬品に関する基準」）

　試用医薬品（製剤見本及び臨床試用医薬品）の提供は，必ず当該医薬品に関する情報を伴わなければならず，製造販売承認取得後においてのみ提供できるものとし，それぞれ次の提供基準に従わなければならない。

①　製剤見本の提供基準

> ❶　包装単位は製剤見本の目的に応じた最小包装単位とすること。
> ❷　提供量は，製剤見本の目的に応じた必要最小限度とすること。具体的には，医療担当者1名に対して1〜2個（包装）とし，反復提供は行わない。
> ❸　包装形態は任意。
> ❹　「製剤見本」であることを明示すること。

②　臨床試用医薬品の提供基準

> ❶　臨床試用を行おうとする医師の書面（公取協において定める「臨床試用医薬品試用書」）による要請があること。
> ❷　提供する医薬品は，医師等が所属医療機関において臨床試用を行うためのものであること（薬局に対して提供してはならない）。
> ❸　MRが当該医薬品に係る情報提供に伴って，自ら医療機関等に直接提供すること（医薬品卸売販売業者を経由する提供は認められない）。
> ❹　包装単位は，当該商品の最小包装単位とすること。
> ❺　提供期限は，次のとおりとすること。

> ア　新たに薬価基準に収載される医療用医薬品：薬価基準収載後1年以内
> イ　薬価基準にすでに収載されている医療用医薬品であって，次に示す効能追加等の承認を取得した場合：効能追加等の承認後1年以内
>   • 再審査期間が付された効能追加，用法・用量追加
>   • 同一成分・同剤形で初めて承認された効能追加
>
> ❻ 提供量は，臨床試用の目的に応じた必要最小限度とすること。
> ❼ 当該医薬品の包装形態は，缶，瓶，チューブ，袋等の直接の容器に貼付するラベル及び外函を白地または無地とし，商品と明確に判別できるものとすること。
> ❽ 「臨床試用医薬品」であることを明示すること。
> ❾ 当該医療用医薬品をすでに採用している医療機関に対しては提供を行わないこと。
> ❿ 効能追加等の場合，追加承認された効能等についての試用に限定して提供すること。
> ⓫ 他社製品，自社製品を問わず，すでに同一成分及び同剤形の医療用医薬品が採用されている医療機関に対する提供については，提供する医薬品自体の品質，有効性，安全性，製剤的特性等の確認，評価という臨床試用医薬品本来の目的から逸脱しないように十分留意すること。

図表5　臨床試用医薬品の提供期間

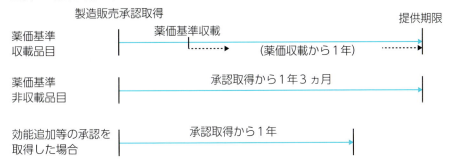

図表6　臨床試用医薬品の提供基準と提供量

1日用量×試用日数×試用症例数により算出
1. 1日用量：承認された用法・用量の範囲

2. 試用日数

効果が短期間で確認できるもの	14日以内
効果の確認に長期間を要するもの	30日以内
頓服用	3〜4回分

3. 試用症例数

診療所1施設	3症例限度
病院1施設	20症例限度

3） 試用医薬品に関する企業内管理

　製薬企業は，試用医薬品の管理に関する総括責任者として，「試用医薬品管理責任者」を1名選任して公取協に登録するとともに，各事業所に「試用医薬品管理者」を置き，試用医薬品に関する計画立案，保管，配分，提供の各段階において，適正な管理を行わなければならない。

(2) 製薬協コードによる試用医薬品の提供の制限

> 【関係法規】製薬協コード（「10．試用医薬品」），プロモーションコード（「6．試用医薬品の提供と管理」）

　製薬協コードでは，試用医薬品は，医薬情報の提供の一手段であり，医療関係者に当該医薬品の外観的特徴を伝え，あるいは品質，有効性，安全性等に関する確認，評価の一助として用いられるものであるから，試用医薬品の提供に際しては，必ず当該医薬品に関する情報を伴い，提供量は必要最小限にとどめることとされている。

Q22　アンケート調査及び使用成績調査

① X社は，自社製品に関する市場調査の一環として，当該医薬品を購入しているZ大学病院の医療担当者に協力を仰ぎ，アンケート調査を実施することとした。そして，Z大学病院の医師らにアンケート用紙を配布し，アンケートに回答した者には謝礼として5千円相当の粗品を渡した。
　このアンケート調査依頼に問題はないか？

② 症例報告（使用成績調査）の依頼
　X社は，自社製品を購入している医療機関に対して，当該医薬品についての症例報告を依頼しようと考え，依頼先を選定していた。そんな折，Z大学病院の内科部長のY医師から「うちの病院に依頼してくれれば，X社の製品の購入量を増やす。謝礼は，1症例あたり5万円で頼むよ」と言われたので，X社はこれに応じ，Z大学病院に症例報告を依頼した。
　このような症例報告の依頼方法に問題はないか？

① 運用基準の「Ⅲ-4　調査・研究委託に関する基準」では，アンケート調査の謝礼は，収集対象者1名につき1千円を超えない範囲を目安とし，物品を提供すべきとしている。そのため，本事例にある5千円相当の粗品の提供は，取引を不当に誘引する手段とみなされ，認められない。

② 症例報告の報酬を名目として，自社医薬品の選択または購入を誘引することは，取引の不当な誘引であり，運用基準の「Ⅲ-4　調査・研究委託に関する基準」では認められていない。また，医薬品の購入継続や購入量の増加などを条件に，症例報告の依頼を行うことは規約で制限される。なお，運用基準では，症例報告における

報酬の総額は，1症例あたり1万円を超えない額が目安とされており，調査内容が特に難しいことなどにより，長時間の作業を要するものであっても，1症例あたり3万円を超えない額が目安とされている。よって1症例あたり5万円の謝礼は，これらの目安金額を超えるものであり，取引を不当に誘引する手段とみなされるので，運用基準の定める特例（全症例調査が求められ，かつ，一定の要件を満たしている場合）に該当しない限り認められない。

解説

(1) アンケート調査等の依頼

> 【関係法規】規約第5条（提供が制限されない例）第4号，運用基準（「Ⅲ　規約第5条の運用基準（提供が制限されない例に関する運用基準）」の「Ⅲ-4　調査・研究委託に関する基準」）

1) 依頼にあたっての留意事項

運用基準の「Ⅲ-4　調査・研究委託に関する基準」では，製薬企業がマーケティング計画立案の参考にするための市場調査の一環として，医療機関等及び医療担当者等に対し，質問形式によって実施するアンケート調査の謝礼については，収集対象者1名につき，1千円を超えない範囲の物品とすることが目安とされている。なお，製薬企業はアンケートの実施にあたり，アンケート調査用紙のタイトルに「アンケート」の文言を表示するほか，医薬品製造販売業者名，調査実施組織名及び実施責任者名を明示しなければならない。

2) その他の業務の依頼

製薬企業が，医学・薬学的調査・研究に伴って，医療担当者等に講演，執筆を依頼する場合，その業務内容に相応する講演料，原稿料を支払うことは差し支えない。ただし，次の点に留意しなくてはならない。

> ① 講演，執筆の依頼が名目的でないこと。
> ② 依頼すること自体が取引誘引手段になっていないこと。
> ③ 講演料，原稿料の額が社会通念上妥当であること。
> ④ 書面で依頼すること。
> ⑤ 講演依頼の場合には，講演の開催記録を残すこと。

(2) 製造販売後の調査・試験等

1) 規約による制限

> 【関係法規】規約第5条（提供が制限されない例）第4号，施行規則第3条（症例報告に対する報酬等）第2号，運用基準（「Ⅲ　規約第5条の運用基準（提供が制限されない例に関する運用基準）」の「Ⅲ-4　調査・研究委託に関する基準」）

規約第5条第4号及び施行規則第3条第2号では，症例報告に対する報酬の支払は制限されないとしている。「症例報告」とは，医師等が，医薬品製造販売業者の依頼に応じて，特定の種類の市販後医薬品を実際に使用した症例について，当該医薬品の有

効性，安全性及び品質に関する一定の事項を所定の調査票に記載し，報告することをいう。症例報告を依頼するにあたっては，当該依頼が症例報告の報酬を名目とした取引誘引のための金銭提供の手段とならないよう，次の事項を遵守しなければならない（施行規則第3条第2号）。

> ① 調査対象医薬品を採用・購入していない医療機関等に症例報告を依頼しないこと。
> ② 調査対象医薬品の採用・購入の継続または購入量の増加を条件として依頼しないこと。
> ③ 調査予定症例数は，調査目的または調査内容に照らして適正な数とすること。
> ④ 調査の目的を十分に果たし得る医療機関等に依頼すること。
> ⑤ 調査目的，調査内容に照らして，依頼先が特定の地域，特定の種類の医療機関等に偏らないようにすること。
> ⑥ 医療機関または医師等の実際の診療例に比して過大な数の依頼をしないこと。
> ⑦ 症例報告の依頼は文書で行うこと。
> ⑧ 症例報告の報酬の額は，合理的に算定された客観的に適正な金額を超えないこと。
> ⑨ 同一内容の調査票で，依頼先の医療機関等により報酬額に差をつけないこと。

また，支出可能な報酬額は次のとおりである（運用基準「Ⅲ-4　調査・研究委託に関する基準」）。

> ① 市販直後調査
> 　　調査票の記載作業を伴わないため，医療機関へ報酬を支払ってはならない。
> ② 使用成績調査
> 　　原則として，1症例あたり1万円を超えない額を目安とする。また，調査内容が特に難しいことなどにより長時間の作業を要するものであっても，1症例あたり3万円を超えない額を目安とする（ただし，全症例調査が求められている場合には，運用基準（「Ⅲ-4　調査・研究委託に関する基準」）に定める要件を満たせば，特例として1症例当たり3万円を超える報酬が認められる場合がある）。なお，長期観察または特定期間ごとの報告が求められている場合，報酬の単価は1症例あたりではなく，1調査票あたりとすることができる。また，同一の調査票で，依頼先の医療機関及び医師により報酬額に差をつけてはならない。
> ③ 特定使用成績調査
> 　　社会通念に照らして過大にわたらない金額の範囲を超えてはならない。
> ④ 副作用・感染症報告
> 　　医薬品の副作用によるものと疑われる疾病及び医薬品の使用によるものと疑われる感染症の報告等については，使用成績調査と同様の基準によって報酬を支出することができる。

⑤ 製造販売後臨床試験

製造販売後臨床試験については，依頼する試験の内容が個別に異なるため，それに応じて報酬も個別に算定し，契約書に明記する。特に，症例報告の報酬については，自社医薬品の不当な取引誘因に結び付くことのないよう，社会通念に照らして過大にわたらない適正な金額とする。

2) プロモーションコードによる制限

【関係法規】プロモーションコード（「5. 製造販売後安全管理業務および製造販売後調査等の実施」）

プロモーションコードでは「5. 製造販売後安全管理業務および製造販売後調査等の実施」において，次のように規定している。

「会員会社は，製造販売後の医薬品の適正な使用方法の確立という目的を正しく認識し，製造販売後安全管理業務および製造販売後調査等は科学的根拠に基づき，かつ，法的規制や自主規範を遵守して実施し，販売促進の手段としない」

Q23　医学・薬学的情報の提供

X社のMRは，Z病院の医療担当者に対して，新たに発売するA医薬品についての説明会を実施した。

説明会終了後，X社のMRは，説明会に参加していたY医師から声をかけられ，「医学専門雑誌αに掲載された薬学データが欲しい」と言われた（Z病院ではαを定期購読していない）。これを受け当該MRは，αを購入し，掲載されている薬学データをパソコンに入力して取りまとめるとともに，USBメモリにデータを移してY医師に手渡した。

これらの行為に問題はないか？なお，提供した薬学データは，X社の自社製品とは関連していない。

通常であれば医療担当者が自ら対価を支払って購入すべき情報を，製薬企業が無償で提供することは，債務・費用の肩代わりとなるため認められない。

X社の自社医薬品に関連しない薬学データは，通常であればZ病院ないしY医師が自ら対価を支払って購入すべき情報にあたるため，X社のMRがY医師から指定された医学専門雑誌αを購入し，情報提供することは，情報媒体の単価（本事例ではUSBメモリ）にかかわらず債務・費用の肩代わりにあたり，認められない。

【関係法規】規約第5条（提供が制限されない例）第2号，運用基準（「Ⅲ　規約第5条の運用基準（提供が制限されない例に関する運用基準）」の「Ⅲ-2　医学・薬学的情報に関する基準」）

規約第5条第2号において,「医療用医薬品に関する医学・薬学的情報その他自社の医療用医薬品に関する資料,説明用資材等の提供」は,規約で制限されない旨が定められている。なお,詳細については,運用基準の「Ⅲ-2 医学・薬学的情報に関する基準」に規定されている。

運用基準においては,規約第5条第2号の各文言の定義が述べられたうえで,製薬企業による医療機関等及び医療担当者等に対する医学・薬学的情報の提供について,次の事項が説明されている。

- 基本的な考え方
- 自社医薬品に関連する情報と関連しない情報それぞれの提供についての留意点
- MRの説明会における留意点

1) 規約第5条第2号の文言の定義

① 「医療用医薬品に関する医学・薬学的情報」とは,自社の医療用医薬品についての情報も含めたすべての医学・薬学的情報をいい,医療用医薬品に関連しない一般的な医学・薬学的情報も含む。

② 「自社の医療用医薬品に関する」とは,自社の医療用医薬品の有効性,安全性及び品質に関するもののほか,当該製品の薬物療法に関するもの並びに自社の医療用医薬品の適正使用に必要と考えられる疾病の診断,治療,予防等に関するものをいい,製品化を計画中のもの(製造販売承認申請または治験届出をしたもの)も含まれる。

③ 「資料,説明用資材」とは,情報提供(伝達)の際に使用する媒体のことであって,印刷物,スライド・ビデオ・写真等の視聴覚資材及びCD-ROM,フロッピーディスクのほか,インターネット,電子メールなどの電子媒体等をいう。

2) 医学・薬学的情報の提供に関する基本的な考え方

医療機関等及び医療担当者等に医学・薬学的情報を提供する際,経済上の利益にあたらない媒体による提供であれば問題はないが,当該情報が掲載(記載)された媒体に経済上の利益がある場合,その情報媒体は景品類にあたる。

3) 自社医薬品の情報提供

自社医薬品に関する情報は,経済上の利益にあたる媒体を使って提供する場合であっても,原則として規約で制限されない。ただし,次のものは医療機関等及び医療担当者等に提供することができない。

> ① 自社医薬品の説明のための資料ではなく,医療機関等及び医療担当者等が自ら負担すべき債務・費用の肩代わりとなるもの。
> ② 医療機関等及び医療担当者等の専ら業務上の必要性から要請された情報媒体や,情報整備の費用。
> ③ 当該情報の提供を受ける医療機関が当該情報を他者に提供することについて,診療報酬が設定されているもの。

4) 他社医薬品に関する医学・薬学的情報の提供

他社医薬品に関する医学・薬学的情報は,本来,当該医薬品を販売している製薬企業の責任のもとに提供されるべきであり,当該製薬企業以外が情報提供を行うことは

基本的に問題がある。よって他社医薬品に関する情報提供は例外であり，医薬品製造販売業者としての責任及び倫理からみて問題がない範囲でのみ行う必要がある（緊急性がある場合等の状況下で他社医薬品に関する情報提供を行う場合でも，当該情報を提供する製薬企業は，責任を持てる範囲でのみ情報提供を行うべきである）。なお，自社医薬品に関連して他社医薬品の情報を提供する場合であっても，他社医薬品を中傷・誹謗してはならず，また，情報は科学的に客観性のあるものを提供しなければならない。

5) 一般的な医学・薬学的情報の提供

一般的な医学・薬学的情報の提供は，経済的価値のある媒体を伴うものであっても，次の要件を充たす限り，規約で制限されない。

> ① 単に債務・費用の肩代わりにならないこと（次の場合は，情報提供が制限される）。
> ❶ 医療機関等及び医療担当者等が通常自ら対価を払い，購入すべき情報を提供する場合
> ❷ 医療機関等及び医療担当者等が指定する情報を購入して提供する場合
> ② 情報媒体の単価が5千円を超えないこと（目安）。
> ③ その他不当な取引誘引手段にならないこと。

参考資料

医療用医薬品の販売情報提供活動に関するガイドライン

「医療用医薬品の販売情報提供活動に関するガイドラインについて」
(平成30年9月25日薬生発0925第1号厚生労働省医薬・生活衛生局長通知)

第1 基本的考え方

1 目的

医療用医薬品の適正な情報提供に向け，安全対策の観点からの対応（添付文書等）に加えて，広告及び広告に類する行為への対応（適正広告基準等）も実施されることにより，医療用医薬品の適正使用の確保が図られている。しかしながら，販売情報提供活動においては，証拠が残りにくい行為（口頭説明等），明確な虚偽誇大とまではいえないものの不適正使用を助長すると考えられる行為，企業側の関与が直ちに判別しにくく広告該当性の判断が難しいもの（研究論文等）を提供する行為等が行われ，医療用医薬品の適正使用に影響を及ぼす場合がある。本ガイドラインは，医薬品製造販売業者等が医療用医薬品の販売情報提供活動において行う広告又は広告に類する行為を適正化することにより，医療用医薬品の適正使用を確保し，もって保健衛生の向上を図ることを目的とする。

2 適用範囲等

(1) 本ガイドラインは，医薬品製造販売業者，その販売情報提供活動の委託先・提携先企業（いわゆるコ・プロモーションの相手先企業を含む。）及び医薬品卸売販売業者（以下「医薬品製造販売業者等」という。）が医療用医薬品について行う販売情報提供活動を対象とすること。

(2) 本ガイドラインにおいて「販売情報提供活動」とは，能動的・受動的を問わず，医薬品製造販売業者等が，特定の医療用医薬品の名称又は有効性・安全性の認知の向上等による販売促進を期待して，当該医療用医薬品に関する情報を提供することをいい，医療用医薬品の効能・効果に係る疾患を啓発（一般人を対象とするものを含む。）することも含まれること。

(3) 本ガイドラインにおいて「販売情報提供活動の資材等」とは，販売情報提供活動に使用される資料及び情報をいい，口頭による説明，パソコン上の映像，電磁的に提供されるもの等，その提供方法，媒体を問わないこと。

(4) 本ガイドラインは，医薬情報担当者（「医薬品，医薬部外品，化粧品，医療機器及び再生医療等製品の製造販売後安全管理の基準に関する省令」（平成16年厚生労働省令第135号）第2条第5項に規定する者をいう。），メディカル・サイエンス・リエゾンその他の名称やその所属部門にかかわらず，医薬品製造販売業者等が雇用する全ての者等に対して適用されること。

(5) 各医薬品製造販売業者等及びその関連団体は，本ガイドラインをベースに，自

社又は関連団体において自らに適した規約を別途作成し，これを自社や会員企業の役員・従業員に遵守させること。その規約は，本ガイドラインの定める事項にとどまらず，更なる自主的な取組に関する事項を含み，かつ，遵守すべき事項を具体化したものであること。

3 販売情報提供活動の原則

「医薬品，医療機器等の品質，有効性及び安全性の確保等に関する法律」（昭和35年法律第145号。以下「法」という。）第68条の2に基づき，医療用医薬品の適正使用のために必要となる情報提供（添付文書に記載された禁忌に関する情報提供，医薬品リスク管理計画（RMP）に関する情報提供等）を適切に実施すべきであることに留意すること。その上で，販売情報提供活動を行うに当たっては，次の(1)から(3)までの規定を遵守すること。

(1) 販売情報提供活動は，次に掲げる要件を全て満たすものであること。

① 提供する医療用医薬品の効能・効果，用法・用量等の情報は，承認された範囲内のものであること。

② 医療用医薬品の有効性のみではなく，副作用を含む安全性等の必要な情報についても提供し，提供する情報を恣意的に選択しないこと。

③ 提供する情報は，科学的及び客観的な根拠に基づくものであり，その根拠を示すことができる正確な内容のものであること。その科学的根拠は，元データを含め，第三者による客観的評価及び検証が可能なもの，又は第三者による適正性の審査（論文の査読等）を経たもの（承認審査に用いられた評価資料や審査報告書を含む。）であること。

④ 販売情報提供活動の資材等に引用される情報は，その引用元が明記されたものであること。また，社外の調査研究について，その調査研究の実施や論文等の作成に関して医薬品製造販売業者等による物品，金銭，労務等の提供があった場合には，その具体的内容も明記されたものであること。なお，社外の調査研究については，「臨床研究法」（平成29年法律第16号），「人を対象とする医学系研究に関する倫理指針」（平成26年文部科学省・厚生労働省告示第3号）その他これらに準ずる指針等を遵守したもののみを使用すること。

(2) 不適正使用又は誤使用を誘発しないよう，販売情報提供活動において次に掲げる行為をしないこと。

① 虚偽若しくは誇大な表現又は誤認を誘発させるような表現の使用その他広告規制において禁じられている行為をすること。

② 承認された効能・効果，用法・用量等以外の使用方法を推奨すること。なお，外国において承認等を得ている場合であっても同様であること。

③ 科学的又は客観的な根拠なく恣意的に，特定の医療用医薬品の処方，使用等に誘引すること。

④ 他社製品を誹謗，中傷すること等により，自社製品を優れたものと訴えること。

⑤ 疾患の罹患や疾病の症状を過度に強調し，不安を煽ること。

⑥ 一般人向けの疾患啓発において，医療用医薬品による治療（診断及び予防を含

　　　　む。以下同じ。)のみを推奨するなど，医療用医薬品による治療以外に治療の手段がないかのように誤認させること。
　　⑦　その他医療用医薬品の不適正使用又は誤使用を誘発させるおそれのある表現を行うこと。
　(3)　販売情報提供活動においては，積極的に次に掲げる行為をすること。
　　①　試験研究の結果に加えてその試験方法も示すなど，正確な理解を促すために必要な情報を提供すること。
　　②　比較試験では，優越性試験，非劣性試験等の試験の設計及びそれに基づく結果を正確に明示すること。また，優位性を示せなかったことなど，医療用医薬品の品質・有効性・安全性に関し，ネガティブな情報についても提供すること。
　　③　厚生労働省や独立行政法人医薬品医療機器総合機構（以下「PMDA」という。）から要求された事項（副作用の発生率の調査等）に関する情報を提供すること。

第2　医薬品製造販売業者等の責務

1　経営陣の責務

　　医薬品製造販売業者等の経営陣は，自社のあらゆる従業員の販売情報提供活動に関する業務上の行動に対して責任を負うものであり，適切な販売情報提供活動を実施するため，必要な社内体制の整備，販売情報提供活動の担当者等に対する評価，教育の実施，手順書・業務記録の作成・管理及び不適切な販売情報提供活動への対応について，リーダーシップを発揮すること。また，厚生労働省，関連自治体やPMDAから報告の求めがあった場合には適切に対応するとともに，行政指導等を受けた場合には適切な措置を速やかに講ずること。
　　なお，販売情報提供活動の委託先・提携先企業がある場合には，適切な販売情報提供活動の実施のために必要な協力を当該企業から得られるよう契約を締結するとともに，医療関係者からも必要な協力を得られるように努めること。

2　社内体制の整備

　　医薬品製造販売業者等の経営陣は，自社が販売情報提供活動を適切に行っていることを確認するため，販売情報提供活動の資材等や販売情報提供活動自体の適切性等をモニタリングする部門（販売情報提供活動監督部門）を販売情報提供活動の担当部門から独立した形で社内に設け，その責任者を明確化するとともに，販売情報提供活動の担当部門・担当者に対して必要なモニタリング等の監督指導を行うことができる権限を付与すること。なお，経営陣は，販売情報提供活動監督部門に権限を付与することをもって，販売情報提供活動に関して経営陣が負うべき責任を免れるものではなく，販売情報提供活動の担当部門・担当者及び販売情報提供活動監督部門に対し，適切な販売情報提供活動のために必要な管理指導を行うこと。
　　また，自社からの独立性を有する者が含まれる審査・監督委員会を設け，販売情報提供活動監督部門における活動について，その責任者に対して必要な助言を行わせること。

3　販売情報提供活動の資材等の適切性の確保

　　販売情報提供活動の資材等は、関係法令や本ガイドラインを遵守して作成されなければならず、最新の知見等を得たときは、適宜、更新・修正されること。なお、国際機関や関係業界団体が作成するガイドライン等も遵守して作成されるよう努めること。

　　また、販売情報提供活動の資材等は、使用される前に、予め、販売情報提供活動監督部門による審査を受けること。その際、販売情報提供活動監督部門は、審査・監督委員会の助言を踏まえて承認を行うこと。なお、審査については、適切にその作業を行うことができる機関に外部委託することは差し支えないが、承認に関する責任は、販売情報提供活動監督部門ひいては経営陣が負うものであること。

4　販売情報提供活動に関する評価や教育等

　　医薬品製造販売業者等の経営陣は、役員・従業員が適切な販売情報提供活動を行ったかどうか及び行わせたかどうかを確認し、役員・従業員に対する評価に適切に反映すること。

　　また、適切な販売情報提供活動を実施できるよう、役員・従業員に定期的に教育を実施すること。

5　モニタリング等の監督指導の実施

　　販売情報提供活動監督部門は、販売情報提供活動の担当部門・担当者が適切な販売情報提供活動を行っているか、定期的にモニタリングを行うとともに、担当部門・担当者に対して必要な監督指導を行うこと。

　　審査・監督委員会は、販売情報提供活動の実施状況の報告を販売情報提供活動監督部門から定期的に受けるとともに、販売情報提供活動監督部門に対して、必要な助言を行うこと。

　　また、販売情報提供活動監督部門は、経営陣に対し、販売情報提供活動の実施状況を報告するとともに、適切な販売情報提供活動のために必要がある場合には審査・監督委員会の助言を踏まえて意見具申を行い、経営陣は、当該報告又は意見を踏まえて適切な措置を講ずること。

6　手順書・業務記録の作成・管理

　　医薬品製造販売業者等の経営陣は、販売情報提供活動の担当部門・担当者に、販売情報提供活動に係る業務を適切に行うために必要な手順書を作成させるとともに、業務記録（販売情報提供活動において口頭で説明等を行った内容の記録を含む。）を作成させ、当該業務記録を適切に保管させること。また、厚生労働省、関係自治体やPMDAから販売情報提供活動に関係する資料の提出を求められた場合には、販売情報提供活動の資材等に加えて手順書や業務記録を提出すること等により、活動状況を速やかに報告させること。

7　不適切な販売情報提供活動への対応

　　医薬品製造販売業者等の経営陣は、自社において適切でない販売情報提供活動が行

われていることを把握した場合には，事実関係の調査，是正・再発防止等の所要の対応を速やかに講じること。また，その進捗状況を自ら確認し，必要に応じ，追加の対応を講じるよう指示するとともに，不適切な活動を行った者に対しては，厳正な措置を行うこと。

8　苦情処理

医薬品製造販売業者等の経営陣は，販売情報提供活動について苦情を受け付ける外部から認識可能な窓口を設けるとともに，苦情があったときは，販売情報提供活動監督部門において迅速に事実関係を調査し，必要な措置を講じさせること。

9　販売情報提供活動の委託先・提携先企業及び医薬品卸売販売業者

医薬品製造販売業者の経営陣は，販売情報提供活動の委託先・提携先企業，医薬品卸売販売業者等に対しても，適切な販売情報提供活動を行うよう働きかけを行うこと。

第3　販売情報提供活動の担当者の責務

1　本ガイドラインの遵守

販売情報提供活動の担当者は，本ガイドラインを遵守して販売情報提供活動を行うこと。特に，第1の3に反する活動を行わないこと。

2　販売情報提供活動の際の留意点

販売情報提供活動の担当者は，第2の3の販売情報提供活動監督部門による審査において適切と認められた資料等に沿って，科学的・客観的な根拠に基づく正確な情報により販売情報提供活動を行わなければならず，意図的であるか否かにかかわらず，誤解を招くおそれのある販売情報提供活動を行わないこと。また，例外的なデータを一般的な事実であるかのように表現したり，品位を欠くようなイラスト等を用いたりする等，医療用医薬品の不適正使用又は誤使用を誘発するおそれのあるあらゆる表現を行わないよう，細心の注意を払って販売情報提供活動を行うこと。

3　自己研鑽の努力

販売情報提供活動の担当者は，自らの活動について，その社会的地位を自覚し，必要な知識の習得や倫理観の涵養をはじめとした自己研鑽に努めること。

4　不適切な販売情報提供活動の資材等の使用禁止

販売情報提供活動の担当者は，第2の3の販売情報提供活動監督部門による審査で適切と認められた資料等以外は用いないこと。

第4 その他

1 本ガイドラインに明示されていない事項

　　医薬品製造販売業者等は，本ガイドラインで定められていないこと（禁じられていないこと）であれば自由に行ってもよいとの誤った認識を持つことなく，医薬品製造販売業者等に求められる本来の責務とは何かという原点を判断の基軸として，自らを厳しく律した上で，販売情報提供活動を行うこと。

2 関連団体における対応

　　医薬品製造販売業者等の関連団体は，行政の対応を待つことなく，会員企業における遵守状況を把握する仕組みの構築等により，会員企業が行う販売情報提供活動の状況を把握（委託先・提携先企業が行う販売情報提供活動の状況については，委託元・提携元である会員企業を通じて把握）するとともに，会員企業に対して必要な指導や助言等を行うことにより，問題事例の発生を未然に防ぐこと。また，厚生労働省，関連自治体やPMDAから報告の求めがあった場合には適切に対応するとともに，指示を受けた場合には適切な措置を速やかに講ずること。

　　関連団体は，会員企業から独立性を有する者が含まれる担当委員会を設置した上で，当該委員会において，会員企業における遵守状況の結果等を踏まえて本ガイドラインを遵守する上で必要な事項について検討し，その結果を公表すること。

3 未承認薬・適応外薬等に関する情報提供

　　未承認薬・適応外薬及び国内では認められていない用法・用量に関する情報提供について医療関係者から求めがあった場合には，第1の3(1)①又は(2)②の規定にかかわらず，当該情報を当該医療関係者に提供することは差し支えないこと。また，上記の情報提供について医療関係者以外の国民，患者やその団体から求めがあった場合にも，同様であること。

　　ただし，情報提供に当たっては，次に掲げる条件を全て満たすこと。

(1)　通常の販売情報提供活動とは切り分けること。

(2)　情報提供する内容は，要求内容に沿ったものに限定するとともに，情報提供先は要求者に限定すること。

(3)　医療関係者・患者等から情報提供を求められていないにもかかわらず，求められたかのように装わないこと。

(4)　提供する情報は，虚偽・誇大な内容であってはならず，科学的・客観的根拠に基づき正確なものでなければならないこと。また，情報提供にあたっては，要約，省略，強調等を行わないこと。

(5)　医薬品製造販売業者等による関与があった試験研究の結果やそれに基づく論文等を提供する場合にあっては，当該試験研究が「医薬品の臨床試験の実施の基準に関する省令」（平成9年厚生省令第28号）若しくは「臨床研究法」（平成29年法律第16号）又はこれらに相当するものにより適切に管理されたものであること。

(6)　副作用の危険性が高まることや，臨床試験において有意差を証明できなかった

こと等，ネガティブな情報についても適切に提供すること。
（7）　情報提供する医療用医薬品の効能・効果，用法・用量等が承認を受けていないことを明確に伝えること。
（8）　経緯，提供先，提供内容等，情報提供に関する記録を作成し，保管すること。

4　他の法令等の遵守
　　医薬品製造販売業者等は，本ガイドラインの他，公正競争規約，その他の関連法規，業界団体の自主規範も遵守すること。

5　販売情報提供活動の委託先・提携先企業に関する特例
　　医薬品製造販売業者（委託元・提携元）による販売情報提供活動の委託先・提携先企業にあっては，
- 委託元・提携元の販売情報提供活動監督部門による審査及び承認を経た販売情報提供活動の資材等（作成企業名が明示されたものに限る。）のみを使用し，
- 委託元・提携元の定めるところに従って，

販売情報提供活動を行う場合に限り，第2の2の規定にかかわらず，審査・監督委員会を設ける必要はないこと。ただし，この場合，委託先・提携先企業の販売情報提供活動の担当部門・担当者及び販売情報提供活動監督部門は，委託元・提携元の情報提供活動監督部門に販売情報提供活動の実施状況の報告を行うこと。また，委託先・提携先企業の販売情報提供活動の担当部門・担当者及び販売情報提供活動監督部門は，委託元・提携元が行う調査に協力するとともに，委託元・提携元が所属する関連団体から委託元・提携元を通じて指導や助言等を受けた場合には適切な措置を速やかに講ずること。

6　医薬品卸売販売業者に関する特例
　　医薬品卸売販売業者にあっても，審査・監督委員会を設けることが望ましいが，実施する販売情報提供活動が，医薬品製造販売業者が行う販売情報提供活動に則して行われ，独自の情報を提供することは一般的に想定されないことを踏まえ，第2の2の規定にかかわらず，審査・監督委員会を設けなくても差し支えないこと。
　　また，医薬品製造販売業者が作成した販売情報提供活動の資材等をそのまま使用して行う販売情報提供活動（上記5に該当する場合を除く。）については，医薬品卸売販売業者において当該資材等の審査を行わなくても差し支えないこと。
　　さらに，医薬品卸売販売業者が作成する販売情報提供活動の資材等は，販売情報提供活動監督部門の審査を受ける必要があるが，複数の医療用医薬品を公平かつ客観的に比較することを目的としたものについては，第2の3の規定にかかわらず，使用された後速やかに審査を受けるのであれば，事後の審査でも差し支えないこと。その際には，次に掲げる全ての事項を満たす必要があること。
- 複数の医療用医薬品について特定の項目を比較するよう医薬関係者から求めがあり，当該求めに応じて作成されたものであること。
- あらかじめ販売情報提供活動の監督部門の了承を得た基準であって，社内で十分周

知されたものに則って作成されたものであること。
- 医薬関係者から求めのあった項目に関する添付文書又は厚生労働省の告示若しくは通知の内容が，変更されることなく正確に記述されたものであること。

7　医薬関係者の責務

法第1条の5に規定する医薬関係者にあっても，医薬品製造販売業者等が行うべき適切な販売情報提供活動のあり方を理解し，その活動が本ガイドラインに則って適切であるかどうか客観的に評価する姿勢をとるよう努めること。

8　適用日

本ガイドラインは平成31年4月1日から適用するものとすること。
ただし，第2及び販売情報提供活動の監督部門に関連する事項については，同年10月1日から適用するものとすること。

参考文献

- 竹内朗,上山佳宏,笹本雄司郎　編著:「企業不祥事インデックス」(商事法務,2015)
- 髙巖　著:「コンプライアンスの知識〈第3版〉」(日本経済新聞社,2017)
- 町田祥弘　著:「内部統制の知識〈第3版〉」(日本経済新聞社,2018)
- 浜辺陽一郎　著:「コンプライアンスの考え方」(中央公論新社,2005)
- 浜辺陽一郎　著:「コンプライアンス経営〈第4版〉」(東洋経済新報社,2016)
- 出見世信之　著:「企業倫理入門―企業と社会との関係を考える―」(同文館出版,2004)
- 梅田徹　著:「企業倫理をどう問うか　グローバル化時代のCSR」(日本放送出版協会,2006)
- 岡村久道　著:「個人情報保護法の知識〈第4版〉」(日本経済新聞社,2017)
- 近藤正觀　著:「1秒でわかる！　医薬品業界ハンドブック」(東洋経済新報社,2013)
- 長尾剛司　著:「最新《業界の常識》よくわかる医薬品業界〈最新3版〉」(日本実業出版社,2018)
- 鈴木利廣,水口真寿美,関口正人　編著:「医薬品の安全性と法　薬事法学のすすめ」(エイデル研究所,2015)
- 医薬教育研究会　編著:「知っておきたい医薬品業界のルール―よりよい薬を生み育てる人のために―〈第2版〉」(じほう,2010)
- 公益財団法人MR認定センター 教育研修委員会　監修:「MRテキスト2018　MR総論」(公益財団法人MR認定センター,2018)

索引

欧文

ARO 58
CASE-J 4, 5
COI 47
CRO 58
CSR 18, 19
EFPIA 11
ESG 13, 18, 19
GCP 7, 38, 40, 59, 71
GLP 40
GMP 33, 34, 38, 40
GPSP 7, 40, 59
GQP 38, 41, 42
GVP 33, 34, 38, 41, 59, 63
ICH 57
IFPMAコード 53, 57, 81, 105, 106
ISO 18
jRCT 59, 77, 78
MR 10, 11, 55, 63, 64, 68, 71, 81, 82, 83, 84, 85, 86, 87, 88, 97, 98, 99, 102, 103, 104, 112, 113, 114, 119, 120
MRの行動基準 55, 82, 83
MSL 11, 63, 64, 68
MSLガイドライン 11
PDCAサイクル 13, 17, 24, 29, 61, 64
PMDA 48
SMO 78
Web講演会 97, 98

和文

あ
アドバイザリー会議 100, 101
アンケート調査 116, 117
安全管理責任者 33, 34, 35, 41

い
医学・薬学的情報に関する基準 51, 87, 119, 120
医師主導臨床研究 1, 2, 3, 4
医師主導臨床試験 4, 5
医薬情報活動 55, 85, 86, 87, 88, 91, 93, 97
医薬情報担当者 10, 11, 52, 81, 122
医薬品医療機器制度部会 10
医薬品製造販売業者（製薬企業）の責務 38
医薬品製造販売業の許可 38, 39
医薬品等適正広告基準 45, 81, 82, 83, 91, 112
医薬品の安全対策 40
医薬品の再審査 40
医療用医薬品製品情報概要管理責任者 56, 82
医療用医薬品製品情報概要等に関する作成要領 8, 46, 52
医療用医薬品の広告の在り方の見直しに関する提言 8, 9
医療用医薬品プロモーションコード 53, 55, 81
慰労会 96, 102
インフォームド・コンセント 7, 72, 75, 76

う
（公正競争規約）運用基準 48, 51, 58, 81, 85, 86, 87, 88, 89, 90, 91, 92, 93, 94, 95, 96, 97, 98, 99, 100, 101, 102, 103, 104, 105, 107, 108, 109, 110, 111, 112, 113, 114, 116, 117, 118, 119, 120

え
エトス 57

か
会社法 16, 74
改善命令 33, 34, 42, 43, 72, 75
肩代わり 90, 94, 95, 106, 107, 108, 110, 111, 112, 113, 119, 120, 121
課徴金 10, 21, 44
ガバナンス 10, 13, 14, 36, 44
監査 15, 16, 25, 37, 71, 72
患者団体透明性ガイドライン 55

き
企業の社会的責任 13, 18, 30
企業不祥事 16, 17, 19, 22, 23, 26, 27, 28, 29
企業倫理 13, 15, 17, 18, 22, 25, 37
寄附 6, 60, 106, 107, 108, 109, 110
寄附に関する基準 51, 107, 112, 113
きょう応 48, 50, 52, 85, 86, 87, 88, 93, 95, 96, 100, 102, 104
共催 60, 89, 90, 91, 92, 94, 95
行事参加 98
行政指導 10, 30, 31, 38, 62, 66, 68, 70
行政処分 5, 20, 32, 34, 44, 66
業務改善命令 5, 22, 32, 34, 38
業務記録 63
虚偽・誇大広告 1, 2, 4, 5, 10, 43, 45, 47, 83
緊急命令 42, 43, 75, 79
金銭提供 47, 52, 89, 90, 94, 107, 108, 113, 118
金品の提供 99, 101, 104
金融商品取引法 16

け
経営陣 20, 21, 22, 23, 24, 25, 26, 28, 29, 39, 61, 63, 64, 65, 66
刑事責任 1, 2, 4, 31
経団連企業行動憲章 13, 15, 17, 37, 61
慶弔 52, 60, 103, 104
景品表示法 49, 51
刑法 48
検査命令 42

こ
公益通報者保護法 28, 37
講演会 50, 51, 54, 56, 60, 68, 86, 87, 88, 89, 90, 91, 92, 93, 94, 95, 96, 97, 98, 101, 107, 108, 110, 111

高血圧症治療薬の臨床研究事案に関する検討委員会 3, 6
広告違反 9, 10, 44
広告該当性 2, 10, 62
広告活動監視モニター事業 10, 66, 67, 69
広告活動監視モニター制度 8, 10, 66, 67
広告規制 45, 62, 64, 66, 83
公正競争規約（規約） 6, 48, 49, 50, 51, 52, 57, 81, 85, 86, 87, 88, 90, 92, 93, 94, 95, 96, 97, 98, 99, 100, 101, 102, 103, 104, 105, 107, 108, 109 110, 111, 112, 113, 114, 116, 117, 119, 120, 121
公正取引委員会 22, 49
公正取引協議会 50, 81
公取協 50, 51, 52, 81, 114, 116
個人情報保護法 7
誇大広告 5, 10, 33, 81, 82
国家公務員倫理法 48
（製薬協）コード・オブ・プラクティス 12, 52, 53, 81
懇親行事 56, 91, 92, 93, 95, 96, 97
コンプライアンス・オフィサー 26
コンプライアンス責任者 27, 28
コンプライアンス体制 13, 15, 16, 17, 19, 24, 25, 28, 29, 37, 44, 52
コンプライアンス統括部署 26, 28
（製薬協）コンプライアンス・プログラム・ガイドライン 37, 52

さ

罪刑法定主義 47
（製品情報概要）作成要領 8, 46, 54, 55
サリドマイド事件 30, 31
三役体制 35, 41
資金提供 5, 6, 7, 71, 72, 74

し

（公正競争規約）施行規則 50, 51, 81, 88, 90, 92, 93, 95, 96, 99, 103, 105, 114, 117, 118
自社医薬品の講演会等に関する基準 51, 88, 89, 90, 92, 93, 95, 96, 97
自主規範 9, 12, 35, 47, 49, 54, 55, 56, 68, 119

疾患啓発 54, 64, 91
市販直後調査 118
社会的儀礼 48, 52, 60, 103, 104, 106
社会的責任 13, 18, 25, 35, 47, 61
社内研修会 96, 102, 103
社内審査体制 9
社内報告相談窓口 27, 28
試用医薬品 50, 52, 56, 113, 114, 116
試用医薬品に関する基準 51, 114
奨学寄附金 3, 6, 7, 60
少額・適正な景品類に関する基準 51, 99, 103, 105
上場会社における不祥事対応のプリンシプル 23
上場会社における不祥事予防のプリンシプル 23
使用成績調査 116, 118
情報提供関連費 60
症例報告 51, 52, 59, 116, 117, 118, 119
審査・監督委員会 10, 65, 81, 82
親睦会合に関する基準 51, 99, 100

す

ステークホルダー 11, 14, 18, 22, 24, 36, 57, 105
スモン事件 30

せ

製剤見本 113, 114
製造販売後安全管理 11, 34, 38, 41, 42, 56, 119
製造販売後調査 11, 54, 56, 59, 101, 119
製造販売後臨床試験 59, 119
製品情報概要 46, 113
製品情報概要管理責任者 9
製品説明会 70, 86, 88
製薬企業の薬事コンプライアンスに関する研究班 8
製薬協企業行動憲章 35, 37, 61
製薬協コード 12, 52, 53, 54, 55, 57, 61, 81, 101, 105, 116
接遇等の費用 60
接待 48, 52, 88, 93, 95, 97, 99, 104

善管注意義務 15, 16

そ

総括製造販売責任者 35, 41
贈収賄罪 48
贈呈品 56, 92, 103
贈与 48, 49
措置命令 10, 44, 51
ソリブジン事件 31

た

立入検査 42, 79
団体性の判断基準 58, 109

ち

茶菓・弁当 60, 86, 87, 92, 93, 95, 96, 97, 98
忠実義務 15
中止命令 43
中傷 28, 55, 56, 64, 81, 82, 91, 121
調査・研究委託に関する基準 51, 101, 108, 110, 116, 117, 118

つ

つけ廻し 94, 95

て

ディオバン事案 1, 6, 7, 8, 10, 47, 61, 62, 71
停止命令 43, 72, 75, 79

と

透明性ガイドライン 4, 6, 58
特殊関係者 74, 76, 77, 79
特定使用成績調査 118
特定性 45, 47
特定臨床研究 6, 7, 58, 59, 72, 74, 75, 76, 77, 78, 79

な

内部告発 20, 21, 27, 28, 32
内部統制 13, 16

に

日本製薬工業協会（製薬協） 3, 4, 5, 6, 8, 9, 34, 35, 37, 39, 46, 52, 53, 57, 58, 81, 91
日本製薬団体連合会（日薬連） 52

認知性　45, 47
認定臨床研究審査委員会　72, 75

は

罰則　4, 38, 43, 62, 79
販売情報提供活動ガイドライン　1, 10, 11, 38, 61, 62, 63, 64, 66, 81
販売情報提供活動監督部門　64, 65, 66, 81, 82

ひ

誹謗　28, 55, 56, 64, 69, 81, 91, 121
品質保証責任者　35, 41

ふ

副作用・感染症報告　118
物品提供　74, 98, 100
プロモーションコード　81, 82, 83, 84, 90, 91, 105, 116, 119
プロモーション用補助物品　57, 106

へ

ヘルプライン　25, 27

み

未承認　7, 10, 43, 44, 64, 69, 74, 83
未承認医薬品　45, 54, 83
未承認情報　83, 84
みなし公務員　48

め

メディカル・サイエンス・リエゾン（MSL）　11

も

モニタリング　10, 15, 16, 22, 25, 28, 69, 71, 72

や

薬害　30, 32
薬害エイズ事件　30, 31, 32
薬害肝炎事件　30, 31
薬事法　1, 2, 3, 4, 6, 9, 10, 30, 31, 32, 33, 41, 45, 47, 62
薬機法　1, 4, 5, 10, 33, 34, 35, 37, 38, 39, 40, 41, 42, 43, 44, 45, 47, 48, 66, 71, 74, 81, 82, 83, 84
薬機法等制度改正に関するとりまとめ　44

ゆ

誘引性　45, 47, 52

り

利益相反　2, 3, 4, 5, 6, 7, 8, 20, 37, 47, 69, 72
利害関係者　11, 18
両罰規定　3, 4, 79
臨床研究検討会　7, 8, 10, 66
臨床研究実施基準　72, 74, 75
臨床研究法　6, 7, 8, 37, 58, 59, 71, 72, 73, 74, 75, 76, 77, 78, 79, 85
臨床試用医薬品　114, 115
倫理指針　7, 59, 71

れ

レピュテーション　23, 66
レピュテーションリスク　26
連邦量刑ガイドライン　15

ろ

労務提供　6, 8, 74, 112, 113

わ

賄賂　48

執筆者一覧

伊東　卓（弁護士）

昭和58年　慶應義塾大学法学部卒
昭和63年4月　弁護士登録（第二東京弁護士会）
平成17年度第二東京弁護士会副会長
平成20年4月より平成22年3月まで日本弁護士連合会事務次長
平成23年4月より平成26年4月まで第二東京弁護士会広報室室長
平成26年4月より慶應義塾大学大学院法務研究科非常勤講師（「スポーツと法」）
平成26年8月から12月まで「J-ADNI研究に関する第三者調査委員会」委員長
平成28年度日本弁護士連合会常務理事
平成29年度第二東京弁護士会会長，日本弁護士連合会副会長

青木　清志（弁護士）

昭和56年　慶應義塾大学法学部卒
平成4年4月　弁護士登録（第二東京弁護士会）
平成14年12月より東京都建築審査会専門調査員
平成19年4月より渋谷区建築審査会委員，入札評価委員会委員
平成19年10月より新宿区法律相談員
平成20年2月より平成23年6月まで株式会社整理回収機構常務執行役員
平成24年6月より公益財団法人横山大観記念館評議員
平成25年10月より東京都土地利用審査会委員

花井　ゆう子（弁護士）

平成19年　慶應義塾大学大学院法務研究科卒
平成21年12月　弁護士登録（第二東京弁護士会）
平成24年4月より第二東京弁護士会広報室嘱託
平成28年10月より東京家庭裁判所家事調停官（非常勤裁判官）

土肥　勇（弁護士）

平成23年　一橋大学法科大学院卒
平成25年1月　弁護士登録（第二東京弁護士会）
平成27年4月より高齢者・障がい者総合支援センター運営委員会副委員長
平成27年9月より一橋大学法科大学院学習アドバイザー

木嶋　洋平(弁護士，米国ニューヨーク州弁護士)

平成23年　早稲田大学法務研究科卒
平成25年1月　弁護士登録（東京弁護士会）
平成25年1月より平成29年6月まで　エーザイ株式会社法務部
平成29年7月より平成30年12月まで　CSLベーリング株式会社法務・コンプライアンス部部長

乙黒　義彦(ファーマ・インテグリティ株式会社代表取締役，薬剤師)

昭和55年　新日本実業株式会社（現　グラクソ・スミスクライン株式会社）入社
平成15年1月より平成19年9月までグラクソ・スミスクライン株式会社神奈川支店支店長
平成19年10月より平成21年12月までグラクソ・スミスクライン株式会社中枢神経領域推進部部長
平成22年1月より平成28年5月までグラクソ・スミスクライン株式会社ビジネス・コンプライアンス部部長
平成28年6月より平成31年3月まで製薬企業コンプライアンス・コンサルタント
平成31年4月よりファーマ・インテグリティ株式会社代表取締役
〈業界団体活動〉
平成23年7月より平成29年12月まで日本製薬工業協会コード・コンプライアンス推進委員会実務委員
平成25年6月より平成29年11月まで医療用医薬品製造販売業公正取引協議会常任運営委員
平成29年1月より同年12月まで欧州製薬団体連合会（EFPIA）企業倫理部会部会長

製薬企業におけるコンプライアンスの実現　改訂版
―関連法令・自主規範の概要と検討事例―

2019年3月25日　第1刷発行

著　者　伊東 卓　青木 清志　花井 ゆう子　土肥 勇　木嶋 洋平　乙黒 義彦

発　行　株式会社薬事日報社　http://www.yakuji.co.jp
　　　　[本社] 東京都千代田区神田和泉町1番地　電話 03-3862-2141
　　　　[支社] 大阪市中央区道修町2-1-10　　　　電話 06-6203-4191

デザイン・印刷　永和印刷株式会社

ISBN978-4-8408-1487-4